지방 대사 켜는
스위치온
다이어트

지방 대사 켜는
스위치온
다이어트

박용우 지음

루미너스
LUMINOUS

"왜 살이 찔까요?"라고 사람들에게 물어보면
여전히 대답은 한결같다.

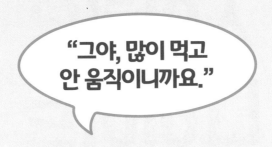

"그야, 많이 먹고
안 움직이니까요."

많이 먹고 안 움직이면 살이 찌는 건 맞다.
하지만 이 말은 반은 맞고 반은 틀리다.
비만의 원인을 '많이 먹어서' 혹은 '운동을 안 해서'라고 한다면
해법은 간단하다. 저칼로리 식단으로 '적게 먹고 운동'하면 해결된다.

하지만 장담하건대,
이렇게 '적게 먹고 운동'하는 방법으로는
절대 살을 뺄 수 없다.

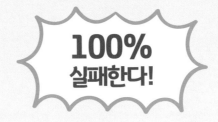

100%
실패한다!

왜 덜 먹고 운동해도 체지방이
쉽게 줄어들지 않는 걸까?

왜 나이를 먹을수록 점점
더 지방이 쌓여만 갈까?

지방을 에너지원으로 쓰는 대사가 퇴화되었기 때문이다.
즉, '지방 대사'가 꺼진 것이다(Switch-Off). 지방 대사가 제대로 작용하지 않으면,
아무리 식사 조절하고 운동해도 체지방이 빠지지 않는다.

**꺼진 지방 대사를
다시 켜는(Switch-On) 식사법과 운동법을 알고 이를 잘 지킨다면
3주 만에 다시 지방을 쓰는 몸으로 돌아갈 수 있다.**

근육은 더 살리고
체지방은 쏙 뺄 수 있다.

CONTENTS

 1장 왜 누구는 빠지고 누구는 안 빠질까?
: 3주 스위치온 다이어트 진행기

2장 덜 먹고 운동하면 100% 실패한다

: 비만은 질병이다

3장 꺼진 지방 대사를 다시 켜라

: 스위치온 다이어트 키워드 6

6장 알아두면 쓸데 있는 신기한 다이어트 상식

박용우의 다이어트 tip »

"박사님, 올해엔 어떤 다이어트가 유행할까요?"

한 일간지 기자가 내게 물었다.

다이어트에도 유행이 있다. 레몬디톡스 다이어트, 황제 다이어트, GI 다이어트, 바나나 다이어트, 자몽 다이어트, 덴마크 다이어트, 구석기 다이어트, 1일 1식, 간헐적 단식, 저탄수화물 고지방 다이어트…. 일일이 열거하기 힘들 정도다.

다이어트의 종류가 이렇게 많은 이유는 뭘까? 그리고 다이어트는 왜 '유행'을 탈까?

우선 이렇게 다양한 종류의 다이어트 방법이 있다는 건 어느 하나 두드러지게 효과를 내지 못한다는 의미다. 정말로 살이 잘 빠지는 방법이 있다면 그 방법만 살아남고 다른 방법들은 물밑으로 가라앉아야 한다. 우후죽순으로 이런저런 방법들이 판을 치는 건 효과가 고만고만하단 얘기다.

새로운 다이어트 방법이 등장해서 사람들 입에 오르기 시작하면 많은 사람들이 따라 해본다. 유행을 탄 것이다. 하지만 잠깐의 체중 감량 효과를 보일 뿐 금방 요요현상이 생긴다. 별로 효과가 없다는 입소문이 퍼지면 조용히 사라진다. 또다시 사람들은 새로운 다이어트를 기다린다. 이번에 등장할 다이어트 방법은 손쉽게 살을 빼줄 수 있을 거란 허황된 기대감과 희망을 가득 품으며 말이다.

어디서부터 잘못된 것일까?

왜 누구는 많이 먹어도 살이 안 찌고 누구는 물만 먹어도 살이 찔까?

왜 누구는 식사량을 조금만 조절해도 살이 잘 빠지는데 누구는 굶으면서 죽기 살기로 운동해도 살이 잘 안 빠질까?

많이 먹고 안 움직여서 살이 찐 거라면, 적게 먹고 움직이면 살이 빠져야 하는데 실상은 그렇지 못하다.

1990년 서울대병원 가정의학과 전임의사 시절부터 시작한 비만 치료의 역사가 이제 30년 가까이 되었다. 그동안 방송에서 다이어트에 대한 지식과 최신 정보도 꾸준히 전하고 책도 여러 권 썼음에도 사람들은 자극적인 '유행 다이어트'에 더 솔깃해한다. 아직까지 비만 치료의 획기적인 전기가 없다 보니 비약물치료인 식이 조절과 운동에 매달려야 한다. 힘들이지 않고 손쉽게 살 빼는 방법을 찾아다니는 사람들에겐 유행다이어트가 매력적일 수밖에 없다.

30년간 유행 다이어트를 지켜본 산증인의 입장에서 사람들이 여전히 그런 다이어트에 매달리는 모습이 안쓰러우면서도 확실한 대안을 제시해주지 못하는 현실이 더 안타까울 뿐이다. 아직도 대학병원 비만클리닉에서는 저칼로리 식단과 규칙적인 운동만을 강조하고 있다. 그다지 큰 효과가 없었다는 것이 현실에서 확인되고 있는데도 이 낡은 사고를 버리지 못하고 있다. 뚜렷한 대안이 없기 때문이다.

이 책에 소개된 다이어트 방법도 사람들이 환호하면서 반길 만한 유행 다이어트에는 미치지 못할지도 모른다. 3주라는 짧은 기간은 매력적일 수 있지만 손쉬운 방법을 추구하는 사람들에겐 조금 어려울 수 있기 때문이다. 하지만 그동안 수많은 비만 환자들을 치료하면서 이들의 눈높이와 전문가의 눈높이를 맞추는 노력을 끊임없이 해왔고, 이 책이 그 작은 결실의 하나라는 점에서 조금은 자부심을 느껴본다.

비만은 '질병'일까, 질병의 '위험인자'일까?

비만이 질병이라면 폐렴이나 암처럼 '완치'가 가능할까, 아니면 고혈압이나 당뇨병처럼 평생 '관리'해야 할까?

과식과 폭식은 비만의 '원인'일까, 아니면 '증상'일까?

여러분은 이 책을 읽으면서 이런 질문에 대답할 수 있어야 한다. 비만이라는 적의 내면을 속속들이 알수록 지피지기면 백전백승! 비만을 정복할 수 있는 확률이 더 높아지기 때문이다.

현대의학과 과학의 눈부신 발전을 보면 이제 비만을 정복할 날도 얼마 남지 않은 듯하다. 고혈압 치료처럼, 평생 약은 먹지만 약을 먹고 있는 동안 체중이 안정적으로 정상체중으로 유지된다면 얼마나 좋을까. 하지만 이런 환상적인 약물 치료법이 등장하기 전까지 우리는 생활습관 개선이라는 비약물요법을 실천하면서 기다릴 수밖에 없다.

이 책이 여러분을 더 건강하게 만드는 모멘텀이 되기를 바라며….

박용우

1
장

3주 스위치온 다이어트 진행기

왜 누구는 빠지고
누구는 안 빠질까?

개개인의 몸 상태에 따라 결과에

조금씩 차이는 있겠지만,

그럼에도 살이 잘 빠지는 사람들에게는

몇 가지 공통점이 있다.

다이어트도
업그레이드가 필요하다

나는 얼리어답터다. 다이어트 얼리어답터!

새로 나온 비만 치료 약물들은 출시되기 전 샘플을 구해 가장 먼저 복용해보고, 지방 분해에 도움이 된다는 주사나 시술, 의료장비 역시 남들보다 먼저 경험해봐야 직성이 풀린다. 해외 학회에 갈 때면 늘 지인을 통해 유명한 비만클리닉 탐방에 나서고, 지역 서점에 들러 다이어트와 관련된 신간을 구입한다. 또한 비만 관련 논문 가운데 바로 임상에 적용해볼 수 있는 내용이 있으면 놓치지 않는다. 새로 얻은 정보가 내 상식에 맞고 논리적으로 설득력이 있다면 내 몸에 직접 실험해보기를 주저하지 않는다.

담배 끊는 약으로 출시된 '챔픽스'를 탄수화물 중독 치료 보조제로 써볼 수 있을까 궁금해서 논문을 찾아보고 직접 복용했다가 구

토와 심한 어지럼증으로 죽을 뻔한 적도 있었다. 탁상공론이 아니라 내가 해봤더니 이렇더라, 환자들에게 처방해봤더니 이런 결과를 보이더라 하는 구체적이고 실질적인 내용을 얻고 싶었다.

모두가 음식의 칼로리를 계산하고 저칼로리 식단과 유산소운동이 다이어트의 기본이라고 설명할 때, 나는 칼로리에 집착해서는 다이어트에 성공할 수 없다는 점을 역설했고 렙틴 호르몬과 세트 포인트의 개념을 사람들에게 처음 소개했다. 구석기 원시인류의 유전자를 가진 21세기 '신인류'는 지금보다 탄수화물 섭취량을 줄이고 단백질을 더 챙겨 먹어야 한다고 주장했는가 하면, 다이어트를 할 때 해독을 위해 프로바이오틱스(유산균)와 영양제를 챙겨 먹는 것이 중요하다는 사실을 강조하기도 했다.

직접 체험해가며 만든 박용우의 다이어트 프로그램들

사실 나는 살이 잘 찌는 체질이다. 조금만 방심해도 결코 뱃살에서 자유로울 수 없는 사람이라 지금까지 계속 다이어트를 해왔다.

첫 다이어트는 2000년으로 거슬러 올라간다. 미국에서 교환 교수로 일할 때였는데 3개월간 술을 끊고 규칙적으로 운동해서 12kg을 감량했다. 나쁜 탄수화물을 줄이고 양질의 단백질을 챙겨 먹으면서 하루 4끼 식사로 배고픔을 다스렸다.《박용우의 신인류 다이어트》에서 소개한 12주 다이어트 프로그램은 여기서 시작됐다.

2008년에 개원하면서 나는 12주 프로그램을 8주로 줄여 시행해봤다. 기간을 줄여도 프로그램 수칙을 '예외 없이' 실천하면 충분히 원하는 결과를 얻을 수 있다는 사실을 확인했다. 나이 오십에 식스팩에 도전하면서 고강도 인터벌운동의 효과를 체험했고, 바쁜 현대인에게 '8주간의 예외 없는 실천'이 얼마나 가혹한 주문인지 깨달으면서 8주 프로그램을 다시 4주로 줄였다.

2014년에 출간된 《4주 해독다이어트》에서는 프로그램을 첫 4주간만 '예외 없이' 실천할 것을 주문했다. 그렇게 해서 몸을 바꾸면 간간이 술을 마시거나 어쩌다 한 번 밀가루 음식을 먹어도 원래 몸으로 쉽게 되돌아가지 않는다는 것이 나의 주장이었다. 현실적이고 효과적이라는 평을 들으며 큰 호응을 얻었다. 그사이에 나는 사회적으로 이슈가 되었던 간헐적 단식도 몸소 체험했고, 최근에는 저탄수화물 고지방 다이어트도 짧은 기간이었지만 경험해봤다.

50대 중반을 훌쩍 넘긴 나이지만 나는 아직 뱃살도 없고 건강검진을 해도 혈압, 혈당, 콜레스테롤, 간 기능 등 모든 검사결과가 다 정상으로 나온다. 40대에는 잦은 음주로 뱃살이 붙으면 한두 달 술을 끊고 다이어트에 돌입했는데, 요즘은 오십이 넘은 나이에도 큰 변화 없이 체중이 잘 유지되고 있다. 조금씩 진화해온 나의 다이어트 방법이 예전보다 더 좋은 결과를 보이고 있다는 생각이 든다.

요즘 나는 체중감량을 원하는 사람들에게 '스위치온 다이어트 프로그램'을 처방하고 있다. 4주에서 3주로 1주일을 줄였다. 4주 프로그램을 시행해보니 '3주'까지가 가장 중요하다는 결론에 도달했기 때문이다. 이 책에서 제시하는 프로그램을 3주간 예외 없이 실천하면 내 몸이 바뀌기 시작한다. 지방을 잘 쓰지 않던 몸이 지방을 쓰는 몸으로 바뀌면서 체지방이 빠진다.

박용우의 다이어트 프로그램은 현재 여기까지 진화했다. 확실한 것은 현시점에서는 '스위치온 다이어트'가 내 경험상 가장 확실하고 성공 가능성이 높은 다이어트라는 사실이다.

새로운 프로젝트가
시작되었다!

3주 스위치온 다이어트는 2017년 한 해 동안 실행되고 다듬어진 다이어트 프로그램이다. 국내 한 유명 대기업에서 임직원 건강관리 프로젝트의 일환으로 4주 프로그램이 실행되었는데, 이 과정에서 나는 4주 프로그램을 3주로 업그레이드해서 완성시켰다.

참가자는 남녀 20대부터 50대까지 다양했지만 특히 30, 40대가 많았다. 본격적으로 뱃살이 붙고 건강에 적신호가 켜지는 나이여서인지 참여율이 매우 높았다. 참가자들의 성적은 아주 우수했다. 프로그램을 마친 후 근육량 손실 없이 체지방만 평균 4kg 이상 빠졌다. 이후에도 다이어트를 꾸준히 하는 사람들은 계속 체중이 빠졌고, 그렇지 않은 사람들도 감량된 체중을 잘 유지하고 있다.

사내에 입소문이 퍼지면서 참가를 원하는 사람이 많아졌다.

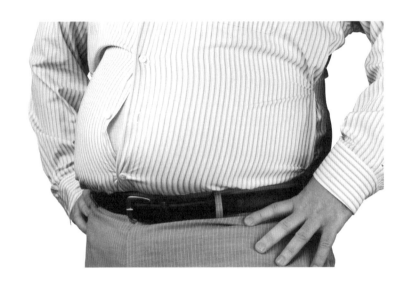

불필요하게 몸에 붙어 있는 지방은
거울을 볼 때에만 스트레스를 주는 게 아니라
서서히 몸을 망가뜨려 건강을 해친다.

2017년 4월에 10명으로 시작한 클래스가 11월에는 오전 9시, 10시, 11시, 오후 1시, 2시까지 5개로 늘어났다.

프로그램을 진행하면서 나는 다이어트 방법을 더욱 발전시켜나갈 수 있었다. 한 클래스 안에서 10명의 참가자가 동일한 프로그램을 실시하는데 결과는 제각각이었다. 그 이유가 무엇인지 참가자들의 생생한 이야기를 들으면서 새롭게 유추해볼 수 있었다. 또한 이를 통해 이론과 실제의 간격도 체감할 수 있었다.

지금까지 렙틴 호르몬과 세트포인트 이론을 중심으로 비만을 설명을 해왔던 내가 인슐린 저항성을 더 강조하게 되었고, 생체리듬의 중요성을 깨달으면서 12시간 공복과 6시간 이상 숙면을 유지하는 것이 체중감량에 꼭 필요하다는 점도 확인했다. 지방간, 탄수화물 중독이 렙틴 저항성, 인슐린 저항성과 실타래처럼 얽혀서 나타나는 문제들에 대한 해법도 추가했다. 3주 프로그램에 간헐적 단식과 14시간 공복이 추가된 이유다.

3주 스위치온 다이어트는 끊임없이 개선된 최신 결과물이다

4주 프로그램은 4주 동안 허용된 음식 외에는 조금도 먹어선 안 된다. 잘 실천하다가도 몸이 바뀌기 전에 한두 번 술이나 밀가루 음식 등을 먹으면, 즉시 예전 상태로 회귀하는 걸 경험했기 때문이다. 그런데 그룹 치료를 운영해보니 4주간만 철저히 지키라고 하는 것도 일반인, 특히 직장인에게는 쉽지 않은 미션임을 알 수 있었다.

그러다가 매주 참가자들의 결과 수치를 살피면서 새로운 사실을 깨닫게 되었다. 첫 주에 탄수화물을 철저히 제한하면 1주 후의 결과는 사람마다 차이가 컸다. 체지방이 잘 빠져서 오는 사람도 있었지만, 수분과 근육만 빠지고 체지방 감소가 두드러지지 않는 사람이 더 많았다. 2주 후에는 빠졌던 근육량이 회복되면서 체지방이 본격적으로 감소하기 시작했다. '지방 대사'에 발동이 걸린 것이다. 그런데 3주 차에 못 참고 한두 번 금기식품을 먹으면 3주 후 결과가 그다지 좋지 않았다. 다시 근육이 빠지거나 체지방 감량 폭이 확 줄어들었다. 반면, 3주까지 잘 버틴 사람들은 4주 차에 약간의 실수를 해도 다시 체지방이 늘어나거나 근육이 빠지는 경우가 훨씬 적었다. 다이어트의 성패 여부가 '3주 차'에서 갈리는 것이다.

물론 개인의 체질 차이도 있고, 운동을 제대로 했는지, 평소 신체 활동량은 어땠는지에 따라서도 다를 수 있다. 비만의 정도가 아주 심한 사람들 중에는 3주가 지나서야 비로소 체지방이 빠지기도 했다. 하지만 결과가 어찌되었든 다이어트를 시작하고 첫 3주가 아주 중요하다는 점은 확실했다.

3주만 철저하게 실천하면 '지방을 잘 쓰는 몸'으로 바꿀 수 있다. 그러면 그때부터는 '약간의 예외를 허용'하면서 다이어트를 해도 지속적으로 체지방 감량이 가능하다. 매일매일 청소를 해야 하지만, 대청소를 한 번 하고 나면 가볍게 청소를 해도 늘 깨끗한 상태를 유지할 수 있는 것과 비슷하다.

이제부터 스위치온 다이어트로 꺼진 지방 대사를 다시 켠 사람들의 이야기를 들어보자. 3주 안에 꺼진 지방 대사의 '스위치를 켜면' 우리 몸이 어떻게 달라지는지 확인해보자.

근육 손실 없이
체지방만 빠진다

나를 찾아오는 사람들 중에는 이전에 무리한 다이어트를 시도했다가 요요현상을 겪은 경우가 많다. 이런 사람들은 특징이 있다. 체지방 검사를 해보면 다른 사람에 비해 상대적으로 근육량이 부족하다. 이를 '저근육형 비만 체형'이라 한다.

여성의 대부분이 여기에 속한다고 해도 과언이 아니다. 체중이 정상 범위인데도 체지방률은 정상 수치인 18~23%를 훨씬 넘어 30%를 초과한다. 이른바 '마른 비만'이다.

마른 비만은 체중이 적게 나가도 날씬해 보이지 않는다. 볼록 나온 아랫배, 옆구리살, 팔 위쪽에 붙어 있는 날개살(흔히 '팔뚝살'이라고 한다), 허벅지 바깥쪽에 붙어 있는 승마살 등 군살이 잘 붙는다. 이렇게 붙은 군살은 쉽게 빠지지도 않는다.

더 큰 문제는 저근육형 비만 체형의 여성은 적게 먹으면서 유산소운동을 할수록 없는 근육이 더 빠진다는 점이다. 근육이 빠질수록 지방을 잘 쓰지 않는 몸은 지방을 더 안 쓰는 몸으로 바뀐다. 근육은 우리 몸에서 에너지를 많이 소비하는 조직이므로, 근육이 줄어들면 기초대사량이 떨어진다. 기초대사량이 떨어진다는 것은 몸이 에너지 소비 모드에서 저장 모드로 바뀌었다는 뜻이다.

결국 조금만 더 먹어도 체중이 금방 되돌아오고, 스트레스로 폭식이 동반되면 체중은 처음보다 더 늘어난다. 고생고생해서 살을 빼도 유지가 안 되는 것이다.

몸에 근육이 적으면 에너지가 필요할 때 근육 대신 지방을 에너지원으로 쓸 것 같지만, 그렇지 않다. 근육이 부족할수록 근육이 더 잘 빠진다. 우리 몸은 근육보다 '지방'을 더 소중하게 여기기 때문이다. 지방이 많을수록 기아 상태에서 더 오래 버틸 수 있다. 그래서 식사량을 줄이면 몸속 지방을 쓰기보다는 근육단백을 꺼내서 당으로 바꿔 사용한다. 물론 지속적으로 식사량을 줄이면 결국 지방을 끄집어 쓴다. 한없이 근육단백만 꺼내 쓸 수 없기 때문이다. 그러나 근육은 이미 줄어든 후다.

운동을 병행하면 근육량을 유지할 수 있을까? 그건 잘 먹을 때의 얘기다. 근육을 유지하거나 늘리려면 단백질 음식을 포함해 에너지 섭취량이 부족하지 않게 잘 먹어야 한다. 무턱대고 굶으면서 운동을 하면 근육이 늘지 않는다. 일단 다이어트 중 근육이 줄어들면 요요현상에서 벗어날 길이 없다.

그렇기 때문에 근육량이 부족한 여성들에게는 3주 스위치온 다이어트가 최적이다. 근육 손실 없이 체지방만 빼는 다이어트이기 때문이다.

3주 후 근육량은 그대로 체지방만 빠진다

박○○ 씨(37세, 여)는 체중이 20kg 이상 늘다 보니 조금만 움직여도 숨이 차고 몸이 불편해서 프로그램에 참여하게 되었다. 3년간 아주 꾸준히 체중이 늘었지만 다이어트를 해본 적은 한 번도 없다고 했다. 체지방 검사를 해보니 근육량이 많이 부족한 '저근육형 비만'이었다. 군것질은 별로 하지 않지만 밥을 많이 먹었고, 빵과 면을 즐겨 먹는 탄수화물 위주의 식사를 하고 있었다. 평소 단백질 음식을 잘 챙겨 먹지 않고 탄수화물 위주로 부실하게 먹었기 때문에 근육이 부족해진 것이다.

첫 주에 체중이 2.5kg가량 빠졌지만 체지방은 1.1kg, 나머지는 수분과 근육이 빠졌다. 그나마 체지방이 1.1kg이라도 빠진 건 아직 지방 대사가 완전히 꺼지지 않았다는 좋은 신호다. 그러나 2주차에는 체지방이 0.5kg밖에 빠지지 않았다. 근육량도 다시 회복되

지방 대사 키는 스위치온 다이어트

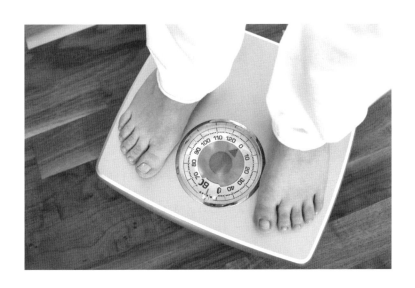

다이어트를 할 때는 무엇보다
근육량을 잘 유지해야 요요가 오지 않는다.

지 않고 더 빠졌다. 알고 보니 돌잔치와 결혼식이 문제였다.

"파스타 조금이랑 케이크 한 숟가락밖에 먹지 않았어요. 사람들 눈치가 보여서 입에 대는 수준으로 먹었는데 이렇게 차이가 나다니…."

매일 운동을 열심히 하니까 어느 정도 상쇄될 줄 알았는데 그렇지 않아서 많이 실망하고 후회하는 눈치였다.

한 번의 실수가 가져온 결과를 직접 확인하자 3주 차에 한 번의 실수도 허용하지 않고 열심히 실천했다. 그 결과, 체지방이 1.4kg 빠졌고 근육량은 약간 늘기 시작했다. 한 주 더 식습관과 생활습관을 유지한 결과, 4주 만에 체지방은 4.3kg이 빠졌고 근육량은 처음 수준으로 회복되었다. 결과적으로 근육 손실 없이 체지방만 빠졌

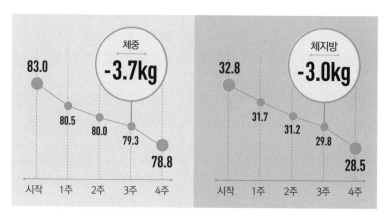

박○○ 씨의 체중과 체지방 감량 변화

지방 대사 키는 스위치온 다이어트

다. 한두 번 먹고 싶은 음식을 먹었지만, 지난 3주 동안 지방 대사의 스위치가 확실히 켜졌기 때문에 3주가 지난 후에도 체지방은 계속 빠졌다.

여성의 경우, 다이어트를 할 때 근육량이 줄어들지 않는 것이 아주 중요하다. 그러기 위해선 잘 챙겨 먹고 운동을 해야 한다. 하지만 그냥 잘 먹어선 체지방을 효과적으로 빠르게 줄일 수 없다. 3주 스위치온 다이어트를 통해 지방 대사의 스위치를 먼저 켜야 한다.

에너지원이란?

사람 몸속에 들어와서 화학반응으로 에너지를 내는 영양소를 말한다. 당질이 잘게 쪼개진 '포도당', 지방이 쪼개지면서 나오는 '지방산', 단백질이 쪼개지면서 나오는 '아미노산'을 일컫는다. 이 가운데 포도당과 지방산이 인체의 주요 에너지원으로 사용된다. 포도당은 단기간에 사용되는 에너지원이고, 지방산은 보다 장기적으로 사용되는 에너지원이다.

빠진 체중보다
좋아진 혈액검사 결과에 더 놀란다

사람마다 다이어트를 결심하게 되는 이유는 다양하다. 그런데 그 중 성공 가능성이 가장 높을 때는 비만이 건강에 심각한 위협이 되고 있을 때다. 건강검진 결과표를 받아들었을 때 없던 고혈압이 생겼거나 당뇨 전단계라고 들으면, 이제는 더 이상 미룰 수 없다는 생각을 하게 된다.

흔히 살이 쪄서 건강이 안 좋아진다고 생각한다. 맞는 말이다. 불필요하게 몸에 붙어 있는 지방은 거울을 볼 때에만 스트레스를 주는 게 아니라 서서히 몸을 망가뜨려 건강을 해친다.

과도하게 붙어 있는 지방도 신체의 일부분이다 보니 심장은 더 많은 피를 내보내야 한다. 과하게 펌프질을 하다 보면 점점 심장이 커지고 혈압이 올라간다. 조금만 무리해도 금세 숨이 찬다. 허리와

지방 대사 키는 스위치온 다이어트

무릎관절은 체중의 부하를 견뎌야 하기 때문에 퇴행성관절염이 빨리 찾아온다. 과다 축적된 지방조직에서는 염증을 유발하는 물질까지 분비해 온몸을 만성염증 상태로 만들어놓는다. 여기에 체내 활성산소가 더 많이 발생하면서 혈관 노화가 급격히 진행된다. 지방간, 수면무호흡증이 동반되고, 결국 당뇨병, 심근경색, 뇌졸중으로 이어져 돌연사 하거나 심각한 합병증을 안고 평생 살아야 한다.

그런데 살이 쪄서 건강이 나빠지기도 하지만, 건강이 나빠져서 살이 찌기도 한다. 비만은 건강이 나빠지는 과정 중 나타나는 증상일 수 있다.

설탕이나 과일을 많이 먹으면 간에 기름이 끼기 시작하지만 검진결과로는 간수치도 정상 범위이고 초음파상으로도 이상이 없다. 그런데 그 상황이 지속되면 신진대사가 망가지기 시작한다. 그러면서 점차 살이 찌고, 살이 찌면 이런저런 검사를 통해서 '확실한' 지방간으로 진단된다.

간수치가 정상보다 높다거나 초음파상으로 지방간이 확인됐다면 이미 간 기능이 완전히 나빠졌다는 의미다. 살이 찌지 않으니까 아직까지는 가리지 않고 먹어도 괜찮다고 생각하면 오산이다. 물론 살이 쪘다면 더더욱 몸의 지방을 덜어내기 위해 노력해야 한다.

지금까지 알고 있던 다이어트 상식의 80%가 틀렸다니!

"와~! 콜레스테롤, 간 기능, 혈당이 모두 정상으로 돌아왔어요. 눈물 날 것 같아요."

서○○ 씨(40세, 남)는 혈액검사 결과지를 받아들고 놀라움을 금치 못했다. 한 달 만에 나타난 변화였다.

그는 몇 년 전 중등도 지방간 판정을 받고 충격을 받아 다이어트를 시작했다. 안 해본 다이어트가 없었다. 운동도 해보고, 식사량도 줄여보고, 저탄수화물 고지방 다이어트도 해봤다. 하지만 그때뿐이었다. 체중이 5~10kg가량 빠져도 혈액검사 결과는 별반 나아지지 않았다. 간 기능 수치는 여전히 나빴고, 공복혈당도 여전히 정상치를 넘어섰다. 힘들게 다이어트를 할수록 원래 체중으로 돌아오는 시기는 더 빨라졌다.

"제가 알고 있던 다이어트 상식의 80% 정도는 틀린 거였어요. 무조건 먹는 양 줄이고 죽어라 운동해야 빠질 거라고 생각했는데 그게 아니더라고요."

참가자 중에서도 결과가 좋은 편이었던 서○○ 씨는 프로그램 기간 내내 즐기면서 참여하는 느낌이라서 인상적이었다. 서 씨는 "예전에는 다이어트를 죽기 살기로 했는데 이번에는 그냥 즐기면서 할 수 있어서 좋았다"고 했다. 굶지 않아도 되고, 먹어도 되는 것은 얼마든지 많이 먹어도 되고, 운동을 몇 시간씩 하지 않아도 살이 빠지고 건강해지는 게 말이 되냐며 무척 신기해했다.

　매주 나와 함께하는 클래스에서는 정말 이렇게 많이 먹어도 괜찮은 건지 확인하고 또 질문을 이어갔다. 어떤 날은 고기를 마음껏 배부르게 먹었는데 다음 날 오히려 체중이 줄었다며 감탄했다. 적게 먹어야 살이 빠진다고 생각했던 믿음이 흔들리고 있었다.

　서 씨는 프로그램 기간 중 밀가루 음식을 끊었더니 고질적인 가려움증이 사라지고 부기가 빠졌다. 체중감량 결과를 보면 시작 전에 117kg이었던 체중은 3주 후 109kg으로 총 8kg 빠졌고, 체지방은 43.1kg에서 36.6kg으로 6.5kg 빠졌다. 첫 주에 1.2kg이나 쭉 빠졌던 근육량은 이후 점차 회복되었다.

　서 씨는 간헐적 단식을 힘들어 해서 무리하게 진행하지 않았고, 운동 시간은 오히려 40분 이내로 줄이라고 했다. 대신 꼼짝 않고 앉아 있는 시간을 줄이기 위해 의식적으로 1시간에 한 번씩 움직이도록 주문했다. 서 씨는 이를 잘 실천했고, 몸 상태가 좋아지는 걸 느끼자 더 적극적으로 참여했다. 집이든 회사든 걷기와 계단 오르기는 기본이고, 사무실에서 쓰는 물통도 큰 것에서 작은 것으로 바꿔 수시로 물 뜨러 가는 일로 움직임을 늘리기도 했다.

　프로그램이 끝났지만 지금도 서 씨는 식사 조절을 잘하고 있고 트레이너와 운동도 꾸준히 하면서 체중을 더 줄이기 위해 열심히 노력하고 있다. 국수나 빵 같은 밀가루 음식과 탄산음료는 거의 끊었다. 점심식사는 전과 같이 회사에서 일반식을 하고 있지만, 저녁 식사는 채소와 단백질 위주로 하고 있다.

스위치온 다이어트를 끝내고 한 달이 지난 후 체지방 검사를 해 봤더니 그사이 체중은 1.6kg 더 빠졌고 근육량은 프로그램 시작 전보다 늘었으며 체지방은 3.7kg이 더 빠졌다.

지방 대사 스위치가 제대로 켜진 것이다.

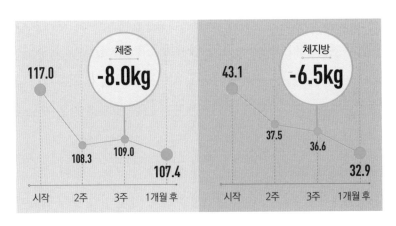

서○○ 씨의 체중과 체지방 감량 변화

지방 대사 키는 스위치온 다이어트

식습관과 운동,
모두 중요하다

"저는 음식 조절이 너무 힘들어요. 도저히 탄수화물 음식을 끊을 수가 없어요. 그냥 운동을 더 해서 살을 빼려고요."

이렇게 말하는 사람들이 적지 않다. 물론 운동을 꾸준히 하고 평소보다 신체활동량을 늘리면 살을 뺄 수 있다. 하지만 성적을 올리려면 국어, 영어, 수학을 고루 잘해야 한다. 수학이 싫다고 영어 공부만 하면 성적이야 조금 오르겠지만 상위권에 들긴 힘들다.

정상체중을 잘 유지하는 건강한 사람은 일부러 음식을 가리지 않아도 살이 찌지 않는다. 이런 사람은 운동을 하면 지금보다 더 건강해질 수 있다. 하지만 이미 뱃살이 있고 지방간 판정을 받은 데다 혈압과 혈당도 정상을 벗어나 있는 사람은 운동만으로 건강을 되찾는 데 한계가 있다. 반드시 음식 조절을 병행해야 한다. 평생 건강한 식습관을 유지하면 가장 좋지만 그렇지 않으면 망가진 몸의 기능을 회복할 때까지만이라도 음식 조절을 해야 한다.

반대도 마찬가지다. 운동하기 싫으니 그냥 식사량만 더 줄이겠다고 하는 것도 건강을 되찾는 데엔 역부족이다. 다이어트에 운동이 포함되는 이유는 단순히 칼로리를 소모하기 위함이 아니다. 운동은 다양한 요인으로 체중감량을 돕는다. 스트레스 호르몬인 코르티솔의 수치를 낮추고 성장호르몬 분비를 활발하게 하여 근육을 지킨다. 무엇보다 인슐린 저항성과 렙틴 저항성을 회복시켜 다이어트에 도움을 준다. 숙면에도 이롭고 지방을 잘 쓰는 몸으로 체질을 개선해주기도 한다.

아무리 운동을 해도 식습관이 개선되지 않으면 지방을 잘 쓰는 몸으로 바꿀 수 없다. 마찬가지로 식습관을 개선해도 운동과 활동량을 늘리지 않으면 지방을 잘 쓰는 몸으로 바꿀 수 없다. 지방 대사 스위치를 켜고 싶다면 식습관 개선과 운동을 병행해야 한다.

식습관이 따르지 않으면 유지되지 않는다

김○○ 씨(42세, 남)는 3개월 동안 열심히 운동을 해서 10kg을 감량한 적이 있다. 그러나 힘들게 감량한 몸무게가 6개월을 못 갔다. 다이어트 이후 나태하게 살아서 그런 것은 아니다. 여전히 1주일

지방 대사 키는 스위치온 다이어트

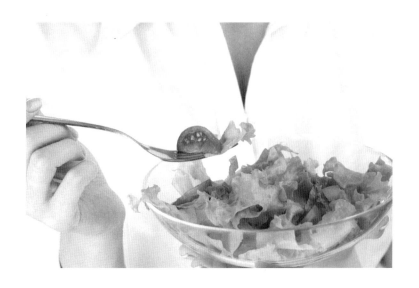

지방 대사 스위치를 켜고 싶다면
식습관 개선과 운동을 병행해야 한다.

에 3회 이상 규칙적으로 운동했고, 운동도 칼로리 소모가 높은 스피닝을 즐겨 했다. 여기에 매일 1시간 걷기 운동까지 병행했는데도 다시 10kg이 쪘다.

평소 운동을 열심히 해왔기 때문에 나는 운동에 대해선 특별히 더 언급하지 않았다. 대신 평소 꼼짝 않고 오래 앉아 있는 시간만 줄이게 했다. 1시간에 한 번씩 일부러 일어나서 스트레칭이라도 하도록 했다. 그리고 음식 조절을 '예외 없이' 하도록 강조했다.

남성은 기본적으로 근육량이 많기 때문에 운동을 안 하던 사람이 운동을 시작하면 여성에 비해 체중이 빨리 빠진다. 하지만 운동을 해도 식습관이 개선되지 않으면 빠진 체중을 유지하기 힘들다. 식습관 개선이라고 하면 무조건 식사량을 줄이는 것으로 생각하는데, 먹어도 되는 음식과 먹으면 안 되는 음식을 구분하는 게 우선이다. 먹어도 되는 음식이라면 식사량을 줄이지 않고 배부르게, 충분히 먹을 수 있다. 그러니 음식 조절에 대한 두려움은 접어두시라!

김 씨는 3주 프로그램을 마친 후, 체중 5.2kg, 체지방 3.6kg이 감량되었다. 제대로 먹으면서 운동을 하면 다이어트 기간에 근육이 빠지지 않는데, 김 씨의 경우는 운동을 열심히 했는데도 근육 손실이 있었다. 남들보다는 지방 대사가 조금 늦게 켜진 것이다. 이 말은 지방 대사가 그만큼 오래 꺼져 있었다는 의미다. 이런 경우는 다이어트 기간을 좀 더 넉넉하게 잡고 3주 이후에도 꾸준히 노력해야 한다. 분명 만족할 만한 결과를 얻을 수 있다.

김 씨는 스위치온 다이어트가 끝난 후에도 음식 조절과 운동을 꾸준히 지속했다. 4개월 후 다시 찾아온 그는 몰라볼 정도로 날씬해져 있었다. 체중이 78.6kg에 체지방은 15.7kg이었고, 건강검진 결과가 모두 정상으로 돌아왔다. 근육량은 훨씬 증가한 상태였다. 예전에는 운동을 열심히 해도 체중이 어느 정도 빠지면 눈금이 더 이상 움직이지 않았는데, 이번에는 운동하는 만큼 체중이 계속 빠졌다면서 좋아했다.

지방 대사의 스위치가 켜진 상태에서는 내가 내 몸에 투자하는 만큼 변화가 온다. 김 씨는 열심히 한 만큼 체중이 빠지니 더 열심히 할 수 있었다며 진심으로 기뻐했다.

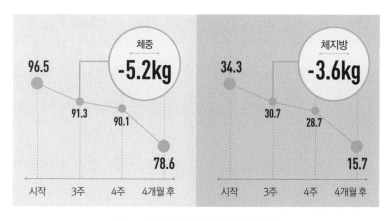

김○○ 씨의 체중과 체지방 감량 변화

다시 발견한
간헐적 단식 효과

"진짜 조금밖에 안 먹는데도 살이 안 빠져요."

많은 환자들이 이렇게 하소연한다.

예전에는 살이 빠지는 원인을 전적으로 칼로리에서 찾았다. 그래서 적게 먹고 많이 움직여 에너지 밸런스를 (-)로 만드는 데 집중했다. 그런데도 살이 빠지지 않는 경우는 환자가 진료실에서 자신이 먹은 내용을 숨기거나 정확히 양을 기억하지 못하기 때문이라고 여겼다. 원인을 정확히 찾을 수 없을 때, 방법은 하나였다. 먹는 것을 더 줄인다!

그런데 다이어트를 해보면 분명 적게 먹는데도 살이 빠지지 않는 경우가 있다. 심지어 굶다시피 하는데도 체중이 꼼짝하지 않는다. 도대체 왜 섭취 칼로리를 줄여도 살이 빠지지 않는 것일까?

지방 대사 키우는 스위치온 다이어트

다이어트를 여러 번 반복한 환자일수록 이런 일이 흔하다. 섭취 칼로리만 놓고 보면 날씬한 사람에 비해 절대 많이 먹지 않는다. 오히려 덜 먹는 경우도 많다. 그런데도 살이 빠지지 않는다. 빠지기는커녕 굶는 다이어트로 체중을 줄여놓으면 금방 다이어트 전보다 더 살이 찐다.

지방 대사가 완전히 꺼졌다면 간헐적 단식이 필요하다

이○○ 씨(33세, 여)는 '삶이 곧 다이어트'라고 말했다. 얼마 전 유행한 저탄수화물 고지방 다이어트도 이미 해본 상태였다. 살이 빠진다는 한약도 많이 먹어봤고 살이 찔까 두려워 병원에서 식욕억제제를 처방받아 복용하기도 했다.

식욕억제제를 먹을 때마다 잠을 설치고 우울한 감정이 들어 약을 끊어야겠다고 결심한 게 하루 이틀이 아니지만, 체중계 눈금이 올라가면 불안한 마음에 바로 약을 처방받아 먹었다. 90kg을 넘은 적도 있었다고 말하는 그녀의 눈에는 눈물이 그렁그렁했다. 프로그램에 참여할 당시에는 식욕억제제를 먹어가며 80대 중반의 체중을 겨우 유지하고 있었다.

이 씨는 프로그램에 참여한 사람들 중 가장 질문도 많았고 적극적이었다. 그만큼 절실해 보였다. 내가 프로그램을 설명하면서 하루 4끼 식사를 해야 하고 허용식품을 충분히 먹으라고 할 때는 적게 먹어도 살이 안 빠지는데 정말 체중과 체지방이 빠질 수 있는 거냐며 몇 번이고 되물었다.

이 씨처럼 렙틴 저항성과 인슐린 저항성이 심하게 진행된 사람은 적게 먹는다고 해서 인슐린 저항성이 쉽게 개선되지 않는다. 특단의 조치가 필요하다. 뒤에서 자세히 설명하겠지만 지방 대사가 켜지기 위해서는 일단 인슐린 수치가 떨어져야 한다. 하지만 인슐린 저항성이 심한 사람들은 12시간 공복 상태(저녁식사 후 아침식사 전까지)에서도 인슐린 수치가 올라가 있다. 그래서 이런 사람들에겐 24시간의 짧은 단식이 필요하다. 간헐적 단식이 인슐린 저항성을 빠르게 개선할 수 있다.

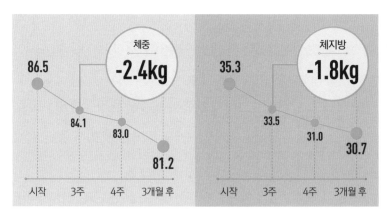

이○○ 씨의 체중과 체지방 감량 변화

지방 대사 키는 스위치온 다이어트

이 씨는 3주 차에 들어서서야 근육량이 회복되고 체지방 감량이 시작됐다. 3주 동안 빠진 체지방량은 얼마 되지 않았지만 식욕억제제를 먹지 않고도 체중과 체지방 감소가 이뤄졌다는 사실에 크게 감동했다. 지금도 꾸준히 운동을 하면서 체중감량 중인데, 최근에 만나 보니 탄수화물 중독에서 벗어나고 식욕억제제를 끊게 된 게 가장 큰 수확이라며 고마워했다.

생체시계를
되돌려야 살이 빠진다

2017년 노벨 생리의학상의 영광은 낮과 밤의 24시간 주기로 나타나는 일주기성 유전자들의 작동 메커니즘을 규명한 미국의 세 교수에게 돌아갔다. 연구 내용은 '생체시계는 유전자와 이 유전자로 만들어지는 단백질이 늘어났다 줄어들었다 하면서 피드백을 조절하여 수면-각성 주기, 호르몬 주기, 신진대사 및 체온, 혈압 등의 주기가 반복된다'는 것이다. 이러한 생체리듬이 깨지면 렙틴, 인슐린, 코르티솔, 성장호르몬, 멜라토닌 등의 호르몬 주기가 깨지면서 식욕과 신진대사에 영향을 끼치게 되고, 결국 비만과 당뇨병으로 이어질 수 있다고 말한다.

최근 이 연구에 학자들의 관심이 모아지면서 생체시계 다이어트가 유행할 조짐을 보이고 있다. 이른바 '시간제한 다이어트(Time-

Restricted Feeding, TRF)'라고 하는데, 음식의 종류에 관계없이 12시간 공복을 잘 유지하는 것만으로도 비만을 예방할 수 있다는 것이다. 더 나아가 하루에 음식 먹는 시간을 12시간이 아닌 8~10시간으로 제한하면 '살이 빠진다'고 주장한다.

실제로 음식의 종류나 양을 제한하지 않고 섭취하는 시간만 10시간으로 제한했더니 섭취 에너지가 약 20% 감소하면서 체중과 체지방이 빠졌다는 연구결과도 발표되었다. 단, 여기서 중요한 건 무조건 12시간 공복을 유지하는 것이 아니라 밤 시간에 음식 섭취를 제한하고 낮 시간에 음식을 마음껏 먹어야 한다는 사실이다. 야식으로 밤 11시에 마지막 식사를 했다면 다음 날 오전 11시에 첫 번째 식사를 해야 한다는 게 아니라, 오후 6~8시에 저녁식사를 마치고 다음 날 오전 8시에 아침식사를 하라는 뜻이다.

음식의 종류를 가리지 않는다니 이 얼마나 매혹적인가!

하지만 마음껏 먹어도 체중이 늘어나지 않는다는 결과만 있을 뿐, 체중이 드라마틱하게 빠지는 임상실험 결과는 아직 나와 있지 않다.

취침 시간과 저녁식사 시간을 앞당겨 지방 대사 스위치를 켠다

"저는 저주받은 몸인가 봐요. 헬스클럽 가서 트레이너와 운동하

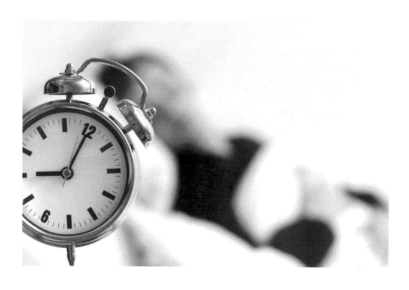

우리 몸의 생체리듬을 간과하지 마라.
자는 시간, 먹는 시간만 잘 지켜도 살을 뺄 수 있다.

고 박사님이 시키는 대로 음식 조절도 철저히 하는데, 왜 살이 안 빠질까요?"

내가 근무하는 대학병원 비만클리닉을 찾아온 최○○ 씨(49세, 여)는 보험설계사다. 차를 타고 이동하는 시간은 많지만, 그래도 많이 걷고 움직이는 편이다. 체중감량을 결심하고 나서는 좋아하던 설탕커피와 밀가루 음식을 철저히 끊었고, 단백질 음식도 잘 챙겨 먹는 중이다. 그런데도 체지방은 쉽게 빠지지 않고 근육량만 줄고 있다. 첫 주에 쭉 빠졌던 부기도 다시 야금야금 늘어나 아침에 일어나면 몸이 무겁고 항상 부어 있다고 했다.

나는 식사 시간을 물어봤다. 그러자 끼니를 꼬박꼬박 챙기긴 하지만 시간은 매일 불규칙하다는 대답이 돌아왔다. 특히 저녁식사 시간이 늦었다. 고등학교 3학년인 딸이 늦게 들어오니 밤 11시에 식사를 할 수밖에 없단다. 일부러 밥을 안 먹고 반찬만 조금 먹지만 본인도 너무 늦게 먹는 게 조금 마음에 걸린다고 했다. 보통 새벽 1시에 잠자리에 드는데 잠이 바로 오지 않아 하루 5시간 이상 숙면을 취하기 힘들다고도 했다. 전날 저녁을 늦게 먹으니 아침식사는 단백질셰이크로 하는데 12시간 공복을 지키기 위해 오전 11시에 먹는다고 했다.

"지방을 쓰는 몸으로 만들기 위해 특단의 조치가 필요할 듯싶습니다."

나는 저녁식사 시간과 잠자리에 드는 시간을 앞당겨서 일정히 유지하게 했다. 저녁식사를 7시 이전에 끝내고 이후 잠자리에 들 때까지는 물 이외에 어떤 음식도 먹지 못하게 했다. 수면은 딸이 귀가하면 밥만 차려주고 그대로 침실로 들어가 밤 12시 이전에 청하도록 했다. 잠이 오지 않아도 침실을 어둡게 유지하고 그대로 누워서 쪽잠이라도 자게 했다. 그리고 반드시 아침 7시 이후에 일어나서 식사는 오전 9시 이후에 먹게 했다. 무너진 생체리듬을 회복하고자 7시간 수면과 14시간 공복 상태를 최대한 유지할 것을 주문했다.

결과는 어떻게 되었을까? 1주일 후 부종 지수가 뚝 떨어졌고 체지방 숫자가 움직이기 시작했다. 조금씩 빠져나가던 근육량도 다

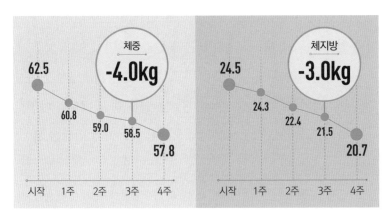

최○○ 씨의 체중과 체지방 감량 변화

지방 대사 키는 스위치온 다이어트

시 늘었다. 처음엔 밤늦게 배가 고파 잠이 잘 오지 않더니 3일이 지난 후부터 배고픔이 없어졌고 지난밤에는 간만에 푹 잘 잤다고 했다.

잠자리에 들기 4시간 전 금식과 12시간 이상의 공복도 필요하지만 무엇보다 밤 시간, 특히 멜라토닌과 성장호르몬이 활발하게 분비되는 시간에 숙면을 취해 생체시계가 제대로 작동할 수 있게 생활하는 것이 더 중요하다는 걸 깨닫게 되었다.

잘 빠지는 사람들에게는
공통점이 있다

스위치온 다이어트 프로그램을 진행하는 동안 한 클래스에 소속된 10명의 참가자들은 1주일에 한 번씩 모여 서로의 결과를 보면서 이야기를 나눈다. 한 주간 가장 결과가 좋았던 사람부터 안 좋았던 사람까지 순위를 매긴 후 상위권에 있는 사람들의 성공 사례와 하위권에 있는 사람들의 실패 사례를 되짚어보며 결과의 좋고 나쁜 이유를 공유한다.

재밌는 건 매번 순위가 바뀐다는 것이다. 1위부터 10위까지의 순위가 매주 엎치락뒤치락한다. 잠깐 방심하면 순위가 내려가고 다시 마음을 잡고 열심히 실천하면 순위가 올라간다. 다른 참가자의 결과와 자신의 결과를 비교해보면 왜 결과가 좋지 않은지 깨닫게 되고, 이후에 어떻게 해야 할지를 스스로 학습하게 된다. 그러면

지방 대사 커는 스위치온 다이어트

서 서로 자극이 되어 좋은 결과를 향해 나아간다.

내가 제시하는 프로그램의 내용은 분명 똑같다. 그런데 왜 어떤 사람은 결과가 좋고, 어떤 사람은 그것에 미치지 못할까?

개개인의 몸 상태에 따라 결과에 조금씩 차이는 있겠지만, 그럼에도 상위권에 있는 사람들에게는 몇 가지 공통점이 있다.

첫째, '예외 없이' 실천한다

앞서 소개한 박○○ 씨는 2주 차에 자신의 결과가 하위권으로 나오자 꽤 놀라는 눈치였다. 1주 차 결과가 좋아서 2주 차에도 나름 의욕적으로 다이어트를 하던 중이었기 때문이다. 7층 사무실까지 적어도 하루 3회 이상 계단 오르기를 하고 알람을 맞춰 30분에 한 번씩 자리에서 일어나 스트레칭을 했으며 틈나는 대로 걸었다. 한 가지 걸리는 점이 있다면 결혼식과 돌잔치에 참석해서 금기음식인 파스타 두어 젓가락과 케이크 한 숟가락을 먹은 것뿐이다. 그런데 그게 그렇게 큰 영향을 미칠 줄 몰랐다며 민망해했다.

그런가 하면 프로그램을 제대로 숙지하지 못해 실수를 하는 경우도 있다.

"육류가 허용식품이어서 양념불고기를 폭풍 흡입했어요."

"견과류를 먹어도 된다기에 입이 심심할 때마다 하루견과를 한

봉지씩 먹었어요."

"과일은 건강식인데 왜 금기식품이죠? 아내가 아침에는 과일을 조금씩 먹는 게 건강에 좋다면서 주는데 안 먹을 수가 없어서 한두 조각 먹었어요."

"아침마다 해독주스를 만들어 먹는데 채소만 넣으니 맛이 없어서 바나나를 조금 넣었어요."

금기식품을 먹게 된 이유는 이처럼 다양하다. 양념불고기에는 설탕이 많이 들어간다. 눈에 보이진 않지만 달달한 맛을 내는 음식에는 생각보다 설탕이 많이 함유되어 있다. 견과류도 기본적으로는 탄수화물 식품이기 때문에 하루 한 줌 정도만 허용된다. 시판 중인 봉지에 든 견과류라면 얘기가 또 달라진다. 이러한 제품에는 건포도나 푸룬(말린 자두) 같은 말린 과일이 들어 있는데, 이것은 당류 덩어리이기 때문에 금기식품에 해당된다.

과일도 마찬가지다. 뱃살이 있고 다이어트가 필요한 사람은 과일도 피해야 한다. 지방 대사의 스위치가 켜져 지방을 잘 쓰는 몸이 되면 적당히 먹어도 되지만 그 전에는 과일도 다이어트 효과를 떨어뜨리는 원인이 된다. 채소와 과일은 다르다. 채소는 맘껏 먹어도 되지만 과일은 조심해야 한다.

3주 스위치온 다이어트 중에 중요한 것은 금기식품이 아니라 '허용식품'이다. 각 주마다 정해진 허용식품 외에는 아무것도 먹어

지방 대사 키우는 스위치온 다이어트

선 안 된다. 대신 허용식품은 마음껏 배불리 먹어도 된다. 제시한 식사 원칙을 한 번의 예외 없이 실천하고, 그 후에는 금기식품과 허용식품을 구분해서 최대한 금기식품을 덜 먹어야 한다.

둘째, 규칙적으로 고강도 운동을 한다

운동을 하느냐 안 하느냐도 중요하지만 그보다는 운동을 얼마나 힘들게, 규칙적으로 하느냐가 더 중요하다. 체지방이 잘 빠지지 않는 사람들에게 운동을 어떻게 했냐고 물어보면 다 비슷한 대답을 한다.

"평일에는 도저히 운동할 시간이 없어서 주말에 몰아서 열심히 했어요."

"겨우 시간 내서 1주일에 3회 했어요. 1주일에 4회 하는 게 생각보다 힘드네요."

"저는 평소 하던 대로 헬스클럽에 가서 매일 1시간씩 운동했어요. 그런데 체지방이 꿈쩍도 안 하네요. 너무 억울해요."

반면, 체지방이 많이 빠진 상위권을 보면 운동을 짧게 하더라도 강하게 규칙적으로 했음을 확인할 수 있다.

내 몸을 바꾸려면 '강한' 자극이 필요하다. 약한 자극으로는 몸이 쉽게 변화하지 않는다. 내 몸에게 환경이 바뀌었다는 것을 알려주어야 한다. 헬스클럽에서 혼자 운동하는 사람들은 자기 몸에 힘든 자극을 주기가 쉽지 않다. 트레이너와 운동하는 걸 권하는 이유다.

게다가 주 2~3회 정도의 운동 자극으로는 몸이 바뀌지 않는다. 지방 대사의 스위치를 켤 때까지만이라도 주 4회 이상 '굵고 짧게' 운동을 해야 한다. 3주간의 강한 운동 자극으로 지방 대사 스위치가 켜졌다면 그다음부터는 조금 여유 있게 운동을 해도 된다. 첫 자극이 중요하다는 얘기다.

특히 평균치보다 체지방 감량이 컸던 사람들은 거의 대부분 운동 강도가 높았다. 예전부터 운동을 해왔던 사람이거나 기초 체력이 좋은 경우는 다이어트 초반부터 고강도로 운동을 하기 수월하다. 다이어트가 진행되면서 점차 운동 강도를 높이면 훨씬 더 좋은 결과가 나타난다.

셋째, 6시간 이상의 수면과 12시간 이상의 공복을 지킨다

음식 조절과 운동을 철저히 하는데도 체지방이 생각만큼 잘 빠지지 않고 근육량도 줄어드는 경우가 아주 가끔씩 있다. 전후 사정을 들어보면 야근을 했거나 잠을 충분히 자지 못한 경우가 많다. 앞서 소개한 보험설계사 최○○ 씨가 여기에 속한다.

한밤중에 야식을 찾게 되고 낮 시간에 달달한 음식이 당기는 건

식탐이 많아서가 아니다. 내 몸의 생체리듬이 깨진 결과다.

건강한 사람은 저녁식사 후부터 잠자리에 들 때까지 배고픈 신호가 나타나지 않는다. 그래야 숙면을 취할 수 있다. 하지만 생체리듬이 깨지면 밤이 되어도 배가 고파 야식을 먹게 되고, 야식을 먹으면 숙면을 취하기 어려워져서 생체리듬이 엉망이 된다. 망가진 생체리듬이 정상으로 회복되어야 다이어트에 성공할 수 있다.

3주 스위치온 다이어트를 잘 실천하면 저절로 생체리듬이 회복된다. 3주 동안 하루 4번 3~4시간마다 식사를 하게 되는데, 그러면 자연스럽게 12시간 공복이 유지된다. 12시간보다 14시간 공복이 효과는 더 좋다.

단, 야근은 내가 조절할 수 없다. 자신의 스케줄을 살펴 일찍 잠자리에 들 수 있는 시기에 다이어트를 시작한다면 무리 없이 좋은 결과를 얻을 수 있다.

비만은 질병이다

덜 먹고 운동하면
100% 실패한다

탄수화물이 당기지 않는 몸,

지방을 쓰는 몸으로 바꾸는 방법이 있다.

지방 대사를 다시 켜는 3주 스위치온 다이어트(Switch-On Diet)가

복잡한 비만의 실타래를 푸는 시작이 될 것이다.

덜 먹고 운동하라는
다이어트 상식은 틀렸다

"왜 살이 찔까요?"

사람들에게 물어보면 아직까지도 대답은 한결같다.

"그야, 많이 먹고 안 움직이니까요."

많이 먹고 안 움직이면 살이 찌는 건 맞다. 하지만 이 말은 반은 맞고 반은 틀리다. 비만의 원인을 '많이 먹어서' 혹은 '운동을 안 해서'라고 한다면 해법은 간단하다. 저칼로리 식단으로 '적게 먹고' 헬스클럽에 등록해서 '운동하면' 해결된다.

살을 빼는 게 이렇게 쉽다면 비만인구는 해마다 줄어들 것이다. 하지만 새해가 되면 여전히 '담배를 끊겠다', '살을 빼겠다'는 결심이 단골 메뉴처럼 등장한다. 과거에 비해 흡연인구는 크게 줄었고 지금도 해마다 감소하는 추세다. 그러나 비만인구는 반대로 해마다 늘어나고 있다. 특히 소아청소년 비만과 고도비만의 증가가 가파르다. 왜일까? 비만의 원인을 잘못 설정했기 때문이다. 그러니 해법대로 해도 살이 빠질 리 없다.

고혈압의 원인을 '짜게 먹어서'라고 규정하면 해법은 쉽다. '싱겁게 먹으면' 된다. 그런데 고혈압 환자가 음식을 싱겁게 먹어야 하는 건 맞지만 싱겁게 먹는다고 누구나 혈압이 떨어지진 않는다. 고혈압의 90%는 원인을 잘 모르는 본태성고혈압이다. 여기에 유전적인 요인, 나이, 비만, 짜게 먹는 식습관, 운동 부족, 만성스트레스 등이 고혈압을 잘 일으키는 위험인자로 작용한다.

비만은 어떨까? 평소보다 많이 먹으면 누구나 살이 찔까? 운동을 하지 않으면 누구나 살이 찔까?

똑같이 먹어도 살이 잘 찌는 사람이 있고, 살찌고 싶어 많이 먹는데도 죽어라 살이 안 찌는 사람도 있다. 정상체중을 유지하는 사람들은 모두 다 규칙적으로 운동을 하고 있을까? 그렇지는 않을 것이다.

비만의 원인은 다른 데 있다. 과식, 폭식, 운동 부족, 만성스트레스는 비만을 잘 일으키는 위험인자일 뿐 비만의 직접적인 원인이 아니다. 다이어트에 성공하고 싶다면 '다이어트에 대한 잘못된 상식'을 깨는 것에서 출발해야 한다.

지방 대사 키는 스위치온 다이어트

깨야 할 것은 일반인의 상식만이 아니다

'매일 필요한 열량보다 500kcal 줄인 저칼로리 식단과 주 5회 이상 하루 30분 이상의 운동을 규칙적으로 시행하여 1주일에 0.5kg 정도의 속도로 체중감량을 시행하고, 3~6개월이 지나도 초기 체중의 10%를 감량하지 못하면 약물치료를 시작한다.'

의학 교과서에 쓰여 있는 비만 치료법이다. 장담하건대 이렇게 '적게 먹고 운동'하는 방법으로는 절대 살을 뺄 수 없다. 100% 실패한다.

'적게 먹고 운동하라'가 다이어트의 대원칙이 된 것은 벌써 수십 년 전이다. 나는 30년 가까이 비만 치료를 하고 있지만 지속적으로 치료법을 수정하고 있다. 30년 전이 다르고, 20년 전이 다르다. 10년 전도 다르고, 5년 전도 다르다. 사는 환경이 바뀌고, 먹는 음식이 바뀌고, 생활습관이 바뀌었다.

무엇보다 비만과 다이어트에 관한 새로운 연구결과들이 꾸준히 나오고 있다. 그런데도 비만 전문가라는 사람들은 여전히 몇십 년 전부터 변함없이 내려오는 치료법만을 고수하고 있다. 곳곳에 비만클리닉이 넘치고 동네마다 헬스클럽이 속속 들어서고 있음에도 비만인구가 해마다 늘어나는 이유다.

체중조절시스템이
고장 났다

살이 쪄서 다이어트를 결심하고 이 책을 읽고 있는 여러분은 자신의 20세 때 체중을 기억하는가?

그 당시에는 친구들과 놀면서 분식집에서 라면과 떡볶이를 폭풍 흡입하기도 했고, 밤늦게까지 술을 마신 후 새벽에 감자탕집에서 해장을 하거나 집에 와서 라면을 끓여 먹고 바로 자기도 했다. 그래도 지금처럼 살이 찌지 않았다.

10년 전 당신의 체중은 어떠했는가? 5년 전은? 예전보다 체중이 늘었는가? 그러면 10년 전, 5년 전과 비교해 지금이 그때보다 더 많이 먹고 있는가? 아마 그렇지는 않을 것이다. 대부분의 사람들이 전보다 더 먹지 않는데도 꾸준히 살이 찌고 있다고 호소한다. 그럼 덜 움직이고 있을까? 그럴 수는 있다. 나이가 들수록 대중교

통을 이용하는 횟수가 줄고 앉아 있는 시간이 많아진다. 그렇다고 해도 이렇게까지 살이 찌는 것은 도무지 이해할 수 없다.

왜 몸에 점점 더 지방이 쌓여만 갈까?

왜 덜 먹고 운동해도 지방이 쉽게 줄어들지 않는 걸까?

체중의 설정값이 올라갔다

우리 몸의 체온은 36.5℃로 일정하게 유지된다. 체온을 1도 낮추고 싶다 혹은 1도 올리고 싶다고 해서 마음대로 조절할 순 없다. 체온조절시스템이 정상적으로 가동한다면 추운 곳에서는 체온이 떨어지지 않도록 몸에서 열을 만들고, 더운 곳에서는 체온이 올라가지 않도록 땀을 배출해 체온을 떨어뜨린다. 그렇게 우리 몸은 알아서 체온을 36.5℃로 유지한다. 이것을 '항상성'이라고 한다.

체중도 마찬가지다. 체중이 적절하게 유지되는 건강한 사람을 보면 평상시 칼로리를 따져 먹지 않아도 늘 체중이 일정하다. 때가 되면 밥을 먹고, 배가 부르면 수저를 내려놓는다. 외식이나 회식을 하느라 과식하기도 하고, 바쁘면 끼니를 거르기도 하지만 장기적으로 보면 큰 변화가 없다. 많이 먹으나 적게 먹으나 체중이 일정하게 유지된다.

체중이 체온과 다른 점은 체온은 남녀노소를 막론하고 일정한

반면, 체중은 사람마다 '설정값'이 다르다는 점이다. 게다가 한 번 정해진 체중의 설정값은 평생 유지되지 않는다. 환경이 달라지면 언제든 바뀔 수 있다. 20세에 만들어진 체중의 설정값이 평생 유지되면 좋겠지만 잘 유지되던 설정값이 언제부터인가 상향 조정되면 내 의지와 상관없이 체중이 늘어난다. 체중과 체지방이 계속 늘어나는 건 체중의 설정값, 다시 말해 '세트포인트'가 상향 조정되었기 때문이다.

내 몸의 체중과 체지방을 일정하게 유지해주는 조절시스템이 망가지면 체중의 세트포인트가 상향 조정되고, 그 결과 체중과 체지방이 늘어나는 '현상'이 발생한다. 평소와 비슷하게 먹었는데 배가 차지 않아 더 먹게 되거나 늦은 밤 허기가 져서 야식을 찾게 되는 건 세트포인트가 상향 조정되었을 때 나타나는 '증상'이다. 내가 의지력이 약해지고 식탐이 생겨서 먹는 게 아니다.

문제는, 세트포인트는 상향 조정되기는 쉬워도 올라간 세트포인트를 원래대로 되돌리는 건 쉽지 않다는 데 있다.

한 번 설정된 체중은 올리긴 쉬워도 내리긴 어렵다

세트포인트가 올라가 있는 상황에서 살을 빼겠다고 일부러 식사량을 줄이면 어떻게 될까?

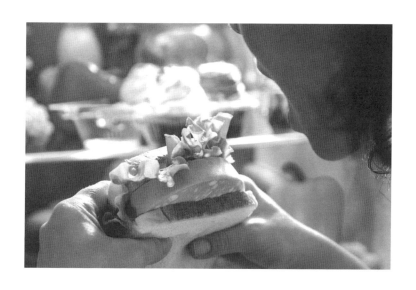

평소보다 더 먹게 되거나 늦은 밤
야식을 찾게 되는 건 세트포인트가 상향 조정되었을 때
나타나는 '증상'이다.

우리 몸은 체지방을 잃지 않기 위해 본능적으로 더 많이 먹도록 식욕을 부추긴다. 그럼에도 나의 의지력으로 배고픔을 끝까지 참아내면? 배고픔 신호를 보내는데도 음식이 들어오지 않으니 신진대사 속도를 떨어뜨려 에너지를 아끼려 든다. 이와 함께 무력감, 기운 없음 등의 증상을 나타나게 해서 덜 움직이게 만든다. 체지방 소모를 최대한 줄이려는 궁여지책이다. 결코 당신이 게을러서 운동을 안 하게 되는 게 아니니까 스스로를 너무 탓하지 말기를.

나는 비만 환자들에게 이런 상황을 '물속에서 잠수하는 일'과 비교해서 말한다. 인간은 물속에서 아무리 숨을 참고 버티려고 해도 한계가 있다. 더 버티다가는 죽을 것 같은 순간이 온다. 참고 참다가 물 밖으로 나와서 참았던 숨을 몰아쉰다. 아무리 굶으려고 버텨도 3일을 못 넘긴다. 결국 과식과 폭식으로 이어질 게 뻔하다.

비만이 되는 이유는 '많이 먹고 덜 움직여서'가 아니다. 체중과 체지방을 조절하는 시스템이 고장 나서 지방을 잘 쓰던 몸이 지방을 잘 쓰지 않는 몸으로 바뀌면 체중과 체지방이 늘어나서 비만이 된다. 많이 먹고 안 움직여서 조절시스템에 이상이 생긴 게 아니라, 조절시스템에 이상이 생겼기 때문에 많이 먹고 안 움직이게 되는 것이다.

조절시스템에 문제가 생기면 우리 몸은 '지방이 부족하다'고 착각한다. 그래서 식욕을 돋우어 더 먹게 한다. 동시에 지방을 잃어버

지방 대사 커지는 스위치온 다이어트

리지 않으려고 가짜 피로감을 내보내 운동이나 신체활동을 못하게 만든다. 자꾸 앉거나 눕고 싶게 한다.

이 같은 본능적인 시스템을 내 의지로 조절하는 데는 한계가 있다. 아무리 의지력을 불태워도 우리 몸은 상향 조정된 세트포인트까지 체지방이 도달해야 한다는 조절시스템의 명령을 따르게 된다. 망가진 조절시스템을 되돌리지 않으면 체지방을 빼낼 수 없다.

'증상'을 '원인'으로 착각해선 안 된다

몸이 망가진 근본 원인은 치료하지 않고 눈에 보이는 현상만 고치려고 하면 병이 낫지 않는다. 독감으로 열이 39℃까지 올랐을 때 급한 대로 타이레놀을 먹으면 열이 일시적으로 떨어진다. 하지만 그렇다고 독감이 치료된 것은 아니다. 약 기운이 떨어지면 언제든 열은 다시 올라간다. 타이레놀 같은 해열제도 필요하지만 근본적인 치료를 위해서는 독감 치료제인 타미플루를 처방해야 한다.

그런데 타미플루 대신 타이레놀만 처방하면서 다시 열이 올라 찾아가면 "난 제대로 치료했는데 당신이 잘못했다"며 적반하장으로 환자를 혼내는 경우를 많이 보게 된다. 적게 먹고 운동하라는 처방대로 처음에 살을 뺐다가 이후 다시 체중이 늘어난 것을 두고 "당신이 식탐이 많고 게을러서 다시 살이 찐 것"이라고 우기는 다이어트 전문가들이 많다는 얘기다.

살이 찐 이유는 게으르고 식탐이 있어서가 아니다. 살이 안 빠지는 이유는 의지력이 부족해서가 아니다. 망가진 내 몸의 조절 기능을 회복하는 근본적인 해결책이 아닌, 많이 먹고 안 움직이려는 '증상'을 원인으로 잘못 진단해서 잘못된 치료를 했기 때문에 나타난 결과다. 병원에서 처방하는 식욕억제제를 복용해도 원하는 만큼 체중이 쭉쭉 빠지지 않는 이유가 여기에 있다.

지방 대사 키는 스위치온 다이어트

체중과 체지방을 조절하는
인체의 시스템이 망가지면 살이 찐다

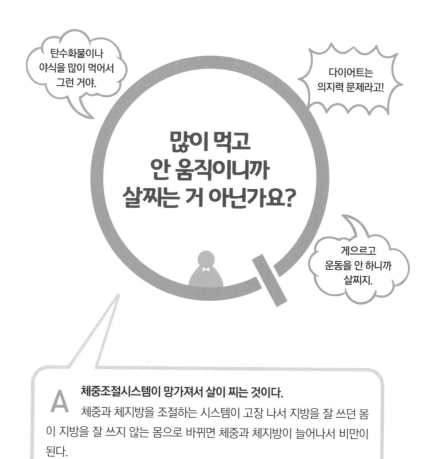

많이 먹고
안 움직이니까
살찌는 거 아닌가요?

탄수화물이나 야식을 많이 먹어서 그런 거야.

다이어트는 의지력 문제라고!

게으르고 운동을 안 하니까 살찌지.

A **체중조절시스템이 망가져서 살이 찌는 것이다.**
체중과 체지방을 조절하는 시스템이 고장 나서 지방을 잘 쓰던 몸이 지방을 잘 쓰지 않는 몸으로 바뀌면 체중과 체지방이 늘어나서 비만이 된다.

식욕 조절 호르몬
렙틴이 고장 났다

그런데 왜 세트포인트가 상향 조정되었을까? 왜 조절시스템이 무너졌을까?

근본적인 해결책을 찾기 위해 먼저 알아둬야 할 호르몬이 있다. 바로 '렙틴' 호르몬이다. 인슐린이 혈당을 조절하는 호르몬이라면 렙틴은 우리 몸속 지방을 일정하게 유지하는 데 관여하는 호르몬이다. 식욕과 신진대사를 조절하는 작용을 하는데, 쉽게 말해 '식욕 억제 호르몬'이라고 이해하면 된다.

렙틴은 지방세포에서 분비되기 때문에 지방세포가 증가하면 렙틴의 분비도 증가하고, 지방세포가 줄어들면 렙틴의 분비도 줄어든다. 즉, 체지방이 증가하면 렙틴 분비량이 증가해서 식욕이 줄어들고, 체지방이 줄어들면 렙틴 분비량이 줄어들어 식욕이 상승한

지방 대사 키는 스위치온 다이어트

다. 체내 지방의 양에 따라서 렙틴이 많이 분비되고 적게 분비되면서 식욕이 조절된다.

식욕을 조절하는 호르몬이 렙틴만 있는 건 아니다. 위장관에서 분비되는 그렐린은 배고픔 신호를 보내는 호르몬이다. 위장이 비면 분비가 되고 음식이 들어차면 분비량이 줄어든다. 흔히 말하는 '배꼽시계'는 그렐린에 의한 작용이다.

혈당을 조절하는 인슐린 호르몬도 식욕과 관련이 있다. 혈당이 높아져 인슐린이 분비되면 식욕이 억제된다. 그렐린이나 인슐린이 단기적으로 식욕을 조절한다면 렙틴은 장기적인 관점에서 식욕을 조절하는 호르몬이라 할 수 있다.

체중이 비교적 일정한 사람은 이러한 식욕 조절 호르몬이 제대로 작용하기 때문에 체중조절시스템이 정상적으로 가동된다. 체지방이 늘어나면 식욕이 줄어들어 지방량이 원래대로 줄어들고, 체지방이 줄어들면 식욕이 늘어나서 지방량이 원래대로 늘어난다. 그래서 장기적으로 봤을 때 체중에 큰 변화가 없다.

그렇다면 살이 찌는 사람은 식욕과 관련된 호르몬들이 제대로 분비되지 않아서 체중이 계속 올라가는 것일까?

아니다. 렙틴 호르몬은 지방세포에서 분비되기 때문에 비만할수록 렙틴 분비량도 많게 된다. 문제는 렙틴이 정상적인 기능을 하지 못한다는 데 있다.

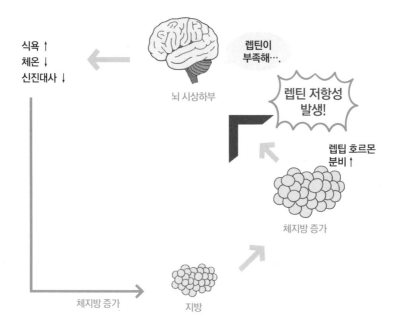

식욕 ↑
체온 ↓
신진대사 ↓

뇌 시상하부

렙틴이
부족해….

렙틴 저항성
발생!

렙팁 호르몬
분비 ↑

체지방 증가

체지방 증가

지방

렙틴 저항성

지방조직이 늘어나 렙틴 분비량이 늘어나더라도 이 신호가 뇌의 시상하부에 제대로
전달되지 않으면 뇌는 계속 렙틴이 부족한 상황이라고 착각해 지방을 더 축적하려고 한다.

지방 대사 키우는 스위치온 다이어트

렙틴 저항성이 생기면 살이 찐다

렙틴은 몸속 지방량이 얼마나 되는지를 인체의 컨트롤러인 뇌에게 시시각각 보고해야 한다. 렙틴 호르몬은 뇌의 시상하부에 있는 렙틴 수용체와 결합하여 뇌에게 정보를 제공한다. 그런데 렙틴 수용체의 숫자가 부족해지거나 제대로 작동하지 못하는 상황이 발생하면 아무리 지방세포에 지방량이 넘쳐난다고 뇌에게 메시지를 보내도 뇌가 렙틴의 신호를 제대로 받아들이지 못하게 된다. 심지어 렙틴이 뇌에게 '지방이 충분해요. 그만 먹어요'라고 신호를 보내도 뇌는 '렙틴이 부족하네. 더 먹어서 지방을 늘려야 해'로 착각을 한다. 뇌가 렙틴에 내성이 생긴 것이다. 이것이 바로 '렙틴 저항성'이다.

렙틴 저항성이 생겨서 체지방이 많아지면 늘어난 체지방 때문에 렙틴이 더 많이 분비되고, 그로 인해 렙틴 저항성이 더 심해진다. 자그마한 식당에 손님이 적당히 오면 그럭저럭 잘 돌아간다. 좌석이 다 차면 더 이상 예약도 받지 않는다. 그런데 이 작은 식당에 손님이 갑자기 몰린다면 어떻게 될까? 우왕좌왕하게 되고 예약 시스템마저 제대로 작동되지 않을 것이다. 손님이 바글바글한데 또다시 손님이 몰려온다. 악순환의 연속이다. 살찌는 것도 마찬가지다. 한 번 살이 찌기 시작하면 이후에 살이 더 찌는 건 훨씬 쉽다. 몸이 더 망가졌기 때문이다. 그래서 일단 살이 찌면 다시 살을 빼기가 어려워 점점 더 찌는 악순환에 빠지게 된다.

그러니 어떻게든 렙틴 저항성을 개선해야 한다. 그래야 살이 더 많이 찌는 걸 막을 수 있다.

비만의 시작은
만성스트레스

렙틴 저항성이 비만으로 이어지는 원인이라면, 도대체 렙틴 저항성은 왜 생기는 것일까?

앞서 고혈압의 원인을 잘 모른다고 했듯 렙틴 저항성이 생기는 근본적인 원인도 아직은 잘 모른다. 하지만 고혈압을 일으키는 위험인자들은 잘 알고 있다. 마찬가지로 렙틴 저항성도 이것을 일으키는 몇 가지 위험인자들이 밝혀져 있다.

그 시작점에 만성적인 스트레스가 있다. 급성스트레스가 아니라 만성스트레스다. 10년 전에도 스트레스를 받으며 살았는데 왜 지금 스트레스가 문제가 되는 걸까?

스트레스는 상대적이다. 고약한 상사 밑에서 일을 한다고 모두 사표를 내는 것은 아니다. 어떤 사람은 잘 견디며 회사를 다니지만 어떤 사람은 견디지 못하고 사표를 낸다. 이것은 스트레스를 견딜 수 있는 저항력의 차이다.

2018년을 살고 있는 우리는 10년 전보다 스트레스를 이겨낼 수 있는 저항력이 많이 떨어져 있다. 과로와 수면 부족, 만성피로, 불규칙한 식습관, 부족한 활동량 등 스트레스에 쉽게 공격받고 영향을 받는 생활이 주원인이다.

지속적인 스트레스 반응이 탄수화물을 부른다

우리 뇌는 스트레스라고 '인식'하는 순간 자동적으로 몸에 스트레스 반응을 일으킨다. 부신에서 아드레날린과 스트레스 호르몬인 코르티솔이 분비되어 맥박이 빨라지고 호흡이 가빠지면서 혈압이 올라간다. 그러다 스트레스 상황이 종료되면 원래 상태로 되돌아온다. 일시적으로 스트레스가 생겼다가 스트레스를 불러온 원인이 해결되면 몸은 금방 원위치를 찾는다.

하지만 우리 일상 속 스트레스는 종료될 겨를이 없다. 아침에 눈을 뜰 때부터 스트레스다. 창가에 비치는 햇빛이 아니라 커튼으로 가려진 어두컴컴한 방에서 시끄러운 알람 소리에 억지로 눈을 뜨고, 아침식사도 하는 둥 마는 둥 급하게 출근길에 나선다. 꽉 막힌 도로에 안절부절못하다가 겨우 시간에 맞춰 사무실에 도착하면 그

순간부터 새로운 스트레스가 쌓이기 시작한다. 어제 제출한 보고서가 이게 뭐냐며 호통치는 상사, 눈에 거슬리는 행동만 하는 직장 동료, 억지로 미소 띠며 응대해야 하는 거래처 직원이나 고객들…. 스트레스 호르몬 수치는 떨어질 줄 모른다.

이렇게 스트레스 자극이 끊이지 않고 하루 종일 반복되면 스트레스 반응도 계속 유지된다. 아드레날린은 맥박을 빠르게 하여 혈압을 올리고 근육을 긴장시켜 목과 허리를 뻣뻣하게 만든다. 원시인류 때부터 이어져 내려온 전형적인 스트레스 반응에서는 사냥을 하다가 맹수를 만나면 죽기 살기로 싸우거나 도망칠 수 있도록 혈당을 높게 유지한다. 그런데 21세기 현대인들은 의자에 가만히 앉아 있는 상태에서 스트레스 반응을 겪는다. 움직이지 않아서 에너지가 쓰일 데가 없는데도 코르티솔은 혈당을 높게 유지하기 위해 탄수화물을 더 달라고 식욕을 자극한다. 특히 혈당을 빠르게 높이는 설탕이나 흰 밀가루 같은 정제탄수화물을 강하게 원한다.

스트레스를 받으며 하루 종일 앉아 있는 동안 설탕커피, 초콜릿, 과자를 쉴 새 없이 집어 먹는다. 시동을 걸어놓은 채 주행하지 않는 차에 매일 가솔린을 부어 넣는 셈이다. 연료통에 이미 기름이 차고 넘치는데 주행은 하지 않고 계속 기름을 넣으면 그 차는 어떻게 될까?

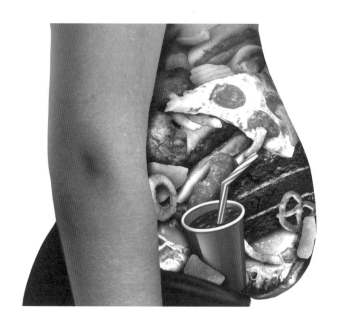

스트레스를 받으며 하루 종일 앉아 있는 동안
우리는 설탕커피, 초콜릿, 과자를 쉴 새 없이 집어 먹는다.

지방 대사 키는 스위치온 다이어트

정제탄수화물을 과감히 끊어야 한다

나는 현대인이 비만해진 원인을 단 하나만 꼽으라면 '정제탄수화물 섭취가 늘었기 때문'이라고 말한다. 정제탄수화물이란 정제 가공 기술로 탄수화물의 섬유질, 필수지방산 등을 깎아내고 칼로리만 내는 식품을 말한다. 대표적인 정제탄수화물이 '설탕'이고 설탕과 사촌지간인 '액상과당'도 여기에 해당된다. 정제 가공한 흰 밀가루로 만든 빵이나 면도 여기에 속한다.

탄수화물, 특히 설탕에 중독된 현대인을 겨냥해 식품가공업계에서는 포장만 그럴싸하게 바꿨을 뿐 단맛을 포기하지 않았다. 우리가 별 생각 없이 마시는 음료에도 설탕이나 액상과당이 들어 있고 요거트에도 설탕이나 액상과당이 첨가되어 있다. 심지어 건강식품으로 각광받는 두유에도 단맛을 더 내기 위해 액상과당이 추가되어 있다.

정제된 탄수화물은 먹지 않는 게 상책이다. 습관처럼 먹는 과당의 과잉 섭취가 지방간, 인슐린 저항성을 일으키고 렙틴 호르몬의 작동능력을 떨어뜨리면서 체중의 세트포인트가 올라가서 비만을 불러오기 때문이다. 이런 식품들은 점차 렙틴 저항성을 악화시킨다.

비만한 사람은
지방 대사가 꺼져 있다

스트레스로 탄수화물을 많이 먹어서 혈당이 급격히 올라가면 빠르게 올라간 혈당을 떨어뜨리기 위해 인슐린이 필요량보다 더 많이 분비된다. 그런데 이런 상황이 지속적으로 반복되면 우리 몸이 인슐린에 내성이 생겨 인슐린이 많이 분비되어도 잘 작용하지 않게 된다. 인슐린 역시 렙틴처럼 '저항성'이 생기는 것이다.

렙틴 저항성이 비만의 직접적인 원인이라면 인슐린 저항성은 렙틴 저항성을 일으키는 가장 큰 요인이라고 할 수 있다.

평소보다 과자, 빵, 과일을 더 먹거나 자기 전에 라면을 끓여 먹는 일이 잦아졌다면 내 몸에 '인슐린 저항성'이 생겼을 가능성이 높다. 인슐린 저항성이 생겨서 인슐린 수치가 계속 높은 상태를 유지하면 덩달아 렙틴도 계속 분비된다. 혈당이 높으니까 렙틴이 그만 먹으라고 신호를 보내는 것이다. 그런데도 혈당이 떨어지지 않고 높게 유지되니까 렙틴도 계속 높게 유지된다. 결국 렙틴에도 내성이 생겨 렙틴 저항성이 나타난다.

인슐린 저항성과 렙틴 저항성이 있으면 체내에 아무리 많은 지방이 쌓여 있어도 몸이 지방을 꺼내 쓰려고 하지 않는다. 대신 음식을 먹어 외부에서 에너지를 얻으려고 한다. 정상체중을 가진 사람과 비만한 사람의 가장 큰 차이가 바로 이것이다. 지방을 잘 쓰는 몸이냐, 지방을 쓰지 못하는 몸이냐!

건강한 사람은 에너지원으로 당과 지방을 함께 사용한다. 하지만 조절시스템이 망가져서 살이 찐 사람은 지방보다 '당'을 주로 사용하려고 한다. 정상체중을 가진 사람에 비해 상대적으로 지방을 에너지원으로 쓰는 대사가 퇴화되어 있다. 지방 대사가 꺼진 상태(Switch-Off)라 이해하면 쉽다. 꺼진 지방 대사를 다시 켤(Switch-On) 수만 있다면 예전처럼 지방을 잘 쓰는 몸으로 돌아갈 수 있다. 그리고 그 중심에 '인슐린 저항성'이 있다.

인슐린 저항성이 생기면 지방 대사가 꺼진다

지방 대사를 켜고 끄는 데 결정적인 역할을 하는 것이 '인슐린'이다. 인슐린은 잘 알다시피 혈당을 조절하는 호르몬으로 탄수화

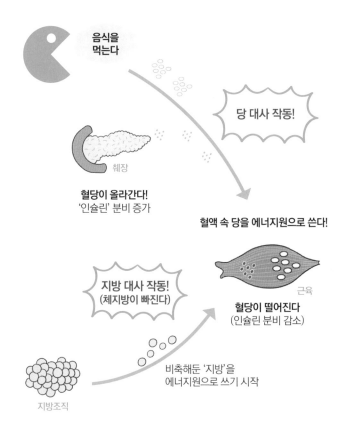

음식을
먹는다

당 대사 작동!

췌장

혈당이 올라간다!
'인슐린' 분비 증가

혈액 속 당을 에너지원으로 쓴다!

지방 대사 작동!
(체지방이 빠진다)

근육

혈당이 떨어진다
(인슐린 분비 감소)

비축해둔 '지방'을
에너지원으로 쓰기 시작

지방조직

인슐린의 작용과 지방 대사

탄수화물을 먹어서 혈당이 올라가면 당을 주로 에너지원으로 쓰고,
혈당이 떨어지면 지방 대사가 켜져 비축해둔 지방을 에너지원으로 같이 쓴다.

지방 대사 켜는 스위치온 다이어트

물을 먹어서 혈당이 올라가면 인슐린이 분비되고, 인슐린이 분비되면 근육과 지방세포의 문이 열리면서 혈액 속의 당이 세포 속으로 들어간다. 즉, 인슐린이 분비되면 혈액 속의 포도당을 끌어다 에너지원으로 사용하는 대사가 우선적으로 작동하기 때문에 지방 대사는 잠깐 뒤로 밀린다. 그러다 혈당이 떨어지면서 인슐린 분비가 멈추고 혈중 인슐린 수치가 식사 전 상태로 떨어지면, 그때 지방 대사가 작동하기 시작해 세포에서 지방산이 혈액으로 흘러나와 에너지원으로 사용된다.

아주 단순하게 설명하면 밥이나 빵, 혹은 과일 같은 탄수화물을 먹어 혈당이 올라가면 당을 주로 에너지원으로 쓰고, 혈당이 떨어지면 당과 지방을 같이 쓰고, 그러다 또 탄수화물을 먹어 혈당이 올라가면 당을 주로 에너지원으로 쓰고, 혈당이 떨어지면 당과 지방을 같이 쓰는 식이다. 인슐린은 이처럼 당 대사와 지방 대사를 조절하면서 우리가 24시간 내내 에너지를 쓸 수 있게 한다.

그런데 혈당이 떨어지지 않고 계속 높은 상태로 유지되면 어떻게 될까? 인슐린 수치가 올라가 있으니 계속 당을 에너지원으로 쓴다. 지방세포에서 지방산이 분해되어 나올 수가 없다. 바로 쓸 수 있는 '편리한' 당이 있는데 굳이 비축해둔 지방을 꺼내 쓸 필요가 없는 것이다.

인슐린 저항성의 초기 단계에서는 식후 인슐린이 정상보다 많이 분비된다. 인슐린이 높게 유지되는 동안 내 몸은 지방을 거의 쓰지 못한다. 인슐린 저항성이 점점 심해지면 탄수화물 자극이 없는 공복 상태에서도 인슐린 수치가 올라가 있다. 이쯤 되면 혈당이 높지 않은데도 몸이 지방을 잘 쓰지 못한다. 몸속 지방 대사가 꺼진 (Switch-Off) 것이다.

생체리듬이 깨지면
렙틴 저항성이 생긴다

우리 몸에는 '수면-각성' 주기와 '단식-섭식' 주기가 반복되는 생체리듬이 있다. 낮에 깨어 있을 때는 4시간마다 배가 고프지만 밤에는 배가 고프지 않다.

살이 찐 사람들은 생체리듬이 깨진 경우가 많다. 저녁을 먹고 나면 배가 고프지 않아야 하는데, 잠들기 전 허기가 져 야식을 찾게 된다. 심하면 자다가 배가 고파서 깨기도 한다. 밤 11시에 야식을 먹고 오전 7시에 일어나 또 아침을 먹는다. 단식-섭식 주기가 완전히 깨져버렸다.

2012년에 발표된 재미있는 실험이 있다.[1] 쥐를 두 그룹으로 나누어 한 그룹은 고칼로리 고지방 음식을 원할 때마다 맘껏 먹게 하고, 다른 그룹은 시간을 제한해서 8시간 내에서만 먹게 했다. 운동은 따로 시키지 않았다. 실험결과는 어땠을까? 원할 때마다 먹게 한 그룹의 쥐들은 살이 찌고 건강 상태가 나빠진 반면, 8시간 동안만 먹게 한 그룹은 약간의 체중 증가만 있었을 뿐 건강 상태가 양호했다. 음식의 종류보다 정해진 시간에만 먹는 습관이 더 중요하다는 얘기다.

2014년에 발표된 연구는 여기서 한걸음 더 나아갔다.[2] 쥐를 네 그룹으로 나누어 고지방식, 고과당식, 고지방 고과당식, 일반식을 먹였다. 각 그룹에서 일부 쥐들은 음식을 아무 때나 먹게 했고 나머지는 먹는 시간을 9시간, 12시간, 15시간으로 제한했다. 38주 후 아무 때나 음식을 먹게 한 그룹의 쥐들은 예상대로 살이 쪘고 대사질환이 생겼다. 하지만 9시간과 12시간 내에만 먹게 한 쥐들은 대사질환이 없었다. 일부 쥐들은 주중에는 시간을 제한했다가 주말에는 마음껏 먹게 했음에도 살이 찌지 않았고, 일부는 오히려 체중이 빠졌다. 어떤 음식을 먹는가보다는 생체리듬에 맞게 음식을 먹는 것이 더 중요함을 알 수 있다.

앞선 동물실험을 통해 '시간제한 다이어트'가 소개되면서 사람을 대상으로 한 임상실험 결과들도 최근 보고되고 있다. 하지만 체중감량 효과는 생각만큼 극적이지 않다. 이 다이어트의 '비만 예방' 효과는 인정을 받고 있지만 비만한 사람의 체중감량 프로그램으로는 다소 부족하다는 것이 전문가들의 견해다. 아직은 소규모

지방 대사 키는 스위치온 다이어트

연구들이지만 향후 관심을 갖고 지켜볼 필요가 있다고 본다.

생체리듬이 깨지면 단식-섭식 주기뿐 아니라 수면-각성 주기도 엉망이 된다. 다이어트에서 수면은 식이요법과 운동 못지않게 중요하다. 식이 조절을 잘하고 운동도 규칙적으로 하는데 살이 잘 안 빠지는 사람들은 수면 습관을 되돌아볼 필요가 있다. 수면 시간이 줄고 수면의 질이 떨어져 수면-각성 주기가 흔들리면 낮에도 졸리고 낮잠을 자도 개운치 않다. 무엇보다 낮 시간에 탄수화물 섭취 욕구를 이겨내지 못한다. 결국 다이어트에 실패할 수밖에 없다.

생체리듬이 깨지면 렙틴 저항성이 유발되지만 렙틴 저항성이 있어도 생체리듬이 깨진다. 따라서 생체리듬이 깨져 있고 렙틴 저항성이 있는 비만한 사람들은 지방 대사를 켜기 위해 생체리듬을 회복하는 것이 필수적이다. 그래야 지방을 잘 쓰는 몸으로 체질을 바꿀 수 있다.

박용우의 다이어트 tip »

- 렙틴 저항성 → 세트포인트 상승 → **체지방을 아끼는 몸**
- 인슐린 저항성 → 지방 대사 억제 → **체지방을 쓰지 않는 몸**
- 생체시계 교란 → 수면장애, 야식, 불규칙한 식사, 우울, 불안 → **렙틴 저항성, 인슐린 저항성**

→ 지방 대사의 스위치가 꺼져 있다(Switch-Off)!

탄수화물이 당기지 않는 몸, 지방을 쓰는 몸으로 바꾸자

우리 몸은 하루아침에 갑자기 변하지 않는다. 오랫동안 차곡차곡 단계를 거치며 순차적으로 변해간다.

만성스트레스로 탄수화물 섭취량이 늘고 여기에 의자중독과 활동량 부족이 더해져 탄수화물의 '상대적인' 과잉 섭취가 일어나면 인슐린이 과잉 분비되고, 이런 상태가 반복되고 이어지면 인슐린 저항성이 생긴다. '상대적인'이란 표현을 쓴 이유는 탄수화물이 애매하게 죄를 뒤집어 쓸 수 있기 때문이다. 의자중독으로 하루 종일 앉아 있는 현대인들은 신체활동량이 줄어든 만큼 탄수화물 섭취를 줄여야 하는데 그렇지 못하니 상대적으로 탄수화물을 과잉 섭취하게 되는 셈이다. 과일을 좋아하면 먹은 후 더 많이 걷고 움직이면 된다. 빵을 좋아한다면 운동량을 늘리고 더 많이 걸으면 된다. 하지만 신체활동량이 줄어도 탄수화물 섭취량은 줄지 않는다. 결국 지방간, 중성지방의 수치가 상승하고 인슐린 저항성이 생기면서 렙틴 저항성으로 이어진다.

최근 지방간 판정을 받는 사람이 늘고 있다. 술을 많이 마시지 않는데도 지방간이 생긴 것을 '비알코올성 지방간질환(Non-Alcoholic Fatty Liver Diseases)'이라 한다. 비알코올성 지방간질환의 가장 큰 위험인자는 인슐린 저항성과 비만이다. 살이 쪄서 지방간이 생겼다고 말하는데, 나는 여기에 더해 지방간이 생기면 인슐린 저항성과 비만으로 이어진다고 생각한다. 지방간이 비만의 결과일 수도 있지만 비만으로 이어지는 선행원인일 수도 있다는 것이다.

간혹 건강검진 판정을 하다 보면 술도 마시지 않고 체중도 많이 나가지 않는데 지방간 판정을 받는 사람들이 있다. 특히 중년 여성이 많은데, 이들의 특징은 과일, 떡, 면 같은 탄수화물을 좋아하고 탄수화물 위주로 식사를 한다는 점이다. 이러한 식습관을 고치지 않으면 결국 인슐린 저항성과 비만으로 이어진다.

만성스트레스 ⇨ 코르티솔의 지속적 상승 ⇨ 탄수화물 과잉 섭취 ⇨ 인슐린 과잉 분비 ⇨ 인슐린 저항성 ⇨ 렙틴 저항성 ⇨ 지방이 부족하다고 인식 ⇨ 세트포인트 상승 ⇨ 식욕 증가 ⇨ 지방 증가(비만) ⇨ 지방간, 이상지질혈증, 공복혈당 상승, 복부비만(대사증후군) ⇨ 당뇨병, 심혈관질환

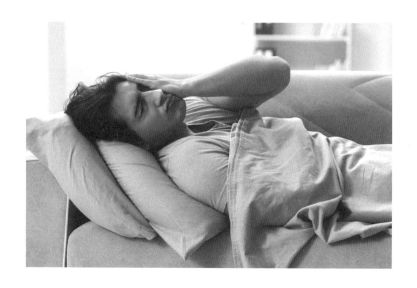

우리 몸은 하루아침에 갑자기 변하지 않는다.
오랫동안 차곡차곡 단계를 거치며 순차적으로 변해간다.

지방 대사 키우는 스위치온 다이어트

여러분의 몸은 지금 어느 단계쯤인가?

건강검진을 했더니 중성지방 수치가 조금 높고 지방간이 약간 있는 정도인가? 현재까지 결과가 크게 나쁘지 않으니 안심해도 될까?

그 상태라면 앞으로 살이 더 찌게 될 것이고 혈당도 서서히 올라갈 것이다. 아직 심각한 단계는 아니지만 결국 시간이 지나면 당뇨병과 심장병으로까지 이어질 수 있다.

그러면 어떻게 해야 망가진 몸을 다시 회복할 수 있을까? 어떻게 해야 만성적인 스트레스와 활동량 부족으로 생기는 탄수화물의 과잉 섭취를 해결할 수 있을까? 어떻게 해야 꺼진 지방 대사를 다시 켤 수 있을까?

혼자만의 노력으로는 해결이 불가능하다. 비만은 질병이다. 렙틴 저항성, 인슐린 저항성에 빠진 몸을 스스로 치료할 수 없다.

비만 전문가인 내가 여러분에게 그 해법의 실마리를 알려주려고 한다. 탄수화물이 당기지 않는 몸, 지방을 쓰는 몸으로 바꾸는 방법이 있다. 지방 대사를 다시 켜는 3주 스위치온 다이어트(Switch-On Diet)가 복잡한 비만의 실타래를 푸는 시작이 될 것이다.

3
장

스위치온 다이어트 키워드 6

꺼진 지방 대사를
다시 켜라

탄수화물 줄이기, 단백질 섭취 늘리기, 생체리듬 회복하기,

간헐적 단식 하기, 고강도 운동하기, 영양제 챙겨 먹기!

스위치온 다이어트 6원칙을 잘 지킨다면

누구나 지방 대사를 켤 수 있다.

일정 기간 탄수화물
섭취를 제한한다

우리 몸은 당과 지방을 에너지원으로 같이 사용하지만 지방보다는 당이 훨씬 쓰기 편한 에너지원이다. 당을 지갑 속 현금으로, 지방을 은행예금으로 생각하면 쉽다.

지방은 지방조직에 '무한대로' 저장이 가능하지만 탄수화물은 간과 근육에만 비축된다. 근육은 자기가 사용할 정도의 양만 비축해두므로 탄수화물의 주된 저장고는 간이라고 생각하면 된다. 그런데 간이 비축할 수 있는 탄수화물의 양은 약 100g 정도에 불과하다. 우리가 하루에 섭취하는 탄수화물의 약 1/3 정도만 비축이 가능하단 얘기다. 지방은 무한대로 저장될 수 있지만 탄수화물은 한정된 양만 저장되기 때문에 몸에 들어오는 대로 바로바로 써야 한다. 탄수화물이 '냉장고'에 저장된다면 지방은 '지하냉동창고'에 저장되는 거라고 이해하면 쉽다.

우리는 필요할 때 바로 꺼내 먹을 음식을 냉장고에 넣어둔다. 냉장고의 음식이 반쯤 비면 냉장고가 다 비기 전에 음식을 채운다. 냉장고가 텅 비는 상황은 위기상황이므로 미리 사둔 식품을 조금씩 꺼내 와서 냉장고에 넣는다. 그런데 냉장고 음식이 반쯤 비기도 전에 계속 음식을 사다 넣는 게 문제다. 냉장고 용량을 초과할 정도로 음식이 들어오면 남아도는 음식은 다른 곳으로 보낼 수밖에 없다.

'인체의 냉장고'도 마찬가지다. 냉장고를 열면 항상 탄수화물이 꽉 차 있는데, 굳이 지하냉동창고까지 내려가 지방을 끄집어 올 이유가 없다. 게다가 냉장고가 반도 비기 전에 탄수화물이 수시로 들어온다. 일부러 며칠간 단식을 하지 않는 한 지방을 꺼내 쓸 일은 거의 발생하지 않는다. 심지어 냉장고에 다 들어가지 못한 탄수화물은 지하냉동창고에 '지방'으로 저장된다. 탄수화물 냉장고는 저장용량에 한계가 있지만 지방을 저장하는 지하냉동창고는 한계가 없으니 더 큰 문제다.

우리는 탄수화물을 너무 많이 먹고 있다

평범한 하루 일과를 떠올려보자. 아침에 일어나면 아침밥을 먹거나 간단하게 빵이나 수프, 아니면 우유에 콘플레이크를 먹고 서

둘러 출근길에 나선다. 그마저도 시간이 없으면 과일이나 채소를 갈아 만든 주스를 마시거나 선식을 타 마신다. 나름 몸에 좋은 음식이라고 위안을 한다. 그렇게 몸속 냉장고에 잔뜩 탄수화물을 넣은 채 그대로 차를 타고 회사에 도착해서 엘리베이터를 타고 사무실에 올라가 자리에 앉는다.

옛 우리 조상들은 밥을 먹고 나서는 걸어서 논밭에 갔고 농사를 짓거나 텃밭을 가꾸는 등의 신체활동을 하면서 냉장고에 비축한 당을 적극적으로 사용했다. 우리는 어떤가? 버스나 차로 출근하면서 비축해둔 당을 쓰지 못한 상태에서 회사 사무실에 도착하면 바로 의자에 앉아 달달한 믹스커피를 마시며 업무를 시작한다. 당을 쓰기는커녕 더 집어넣은 셈이다.

냉장고에 탄수화물을 잔뜩 채웠지만 점심이 될 때까지 반도 꺼내 쓰지 못한다. 그런데도 점심시간이 되면 배고프지 않아도 습관적으로 식사를 하러 간다. 늘 그렇듯 메뉴는 밥, 면, 빵 중 하나다. 다시 냉장고가 가득 채워진다. 오후 업무를 위해 달달한 믹스커피를 한 잔 더 마신다. 꽉 찬 냉장고에 또다시 당을 밀어 넣는다.

오후에도 줄곧 책상에 앉아 일한다. 몸속 냉장고에 채워진 당은 줄어들 기미가 없다. 초콜릿, 과자 같은 간단한 간식으로 오후의 출출함을 달랜다. 냉장고에 탄수화물이 또다시 찬다.

피곤한 몸을 이끌고 차를 타고 집으로 돌아온다. 오늘 하루도 몇 걸음 걷지 않았다. 집에서 밥으로 저녁을 먹으며 또다시 냉장고를 채운다. 식탁에서 서너 걸음 걸어 다시 소파에 앉는다. 리모컨으로 텔레비전을 켠다. 온가족이 모인 늦은 시간에 과일을 먹으면서 꽉 찬 냉장고를 또다시 채운다.

우리 몸은 냉장고 속 탄수화물이 반쯤 비어야 지하냉동창고에서 저장식품인 '지방'을 꺼내 오는데, 하루 종일 그런 일은 한 번도 발생하지 않았다. 최소한으로 움직이면서 냉장고 속 탄수화물을 꺼내 쓰지도 않고 쉴 새 없이 채워 넣기만 했다. 지하냉동창고에서 지방을 꺼내 올 기회는 아예 얻지도 못했다. 하루 종일 지방 대사가 제대로 켜진 적이 없었다.

지방을 쓰지 않으니 지방은 몸속에 계속 쌓이기만 한다. 더 큰 문제는 이런 상황이 지속되면 지방을 꺼내어 쓰는 대사가 퇴화한다는 점이다. 건강한 몸은 냉장고가 반쯤 비면 지하냉동창고에서 지방을 꺼내 쓰면서 음식이 들어오기를 기다린다. 하지만 지방 대사가 퇴화되면 지방을 꺼내 쓰는 대신 곧바로 당을 달라고 조른다.

살찌고 인슐린 저항성이나 렙틴 저항성이 있는 사람들 중에는 당을 끊임없이 섭취해야 하루 일과가 유지되는 경우가 많다. 탄수화물 중독이다. 당이 제대로 공급되지 않으면 우울하고 짜증이 나며 무력감에 시달린다. 그러다 탄수화물 음식을 먹으면 언제 그랬냐는 듯 증상이 사라진다. 지방을 쓰는 대사가 퇴화되었다는 신호다.

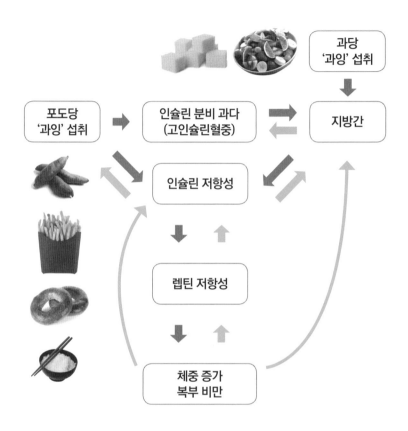

탄수화물을 줄여라

지방간이 꼭 술과 기름진 음식 때문만은 아니다.
탄수화물의 '과잉 섭취' 역시 지방간의 원인이 된다. 비만해져서 지방간이 생기는
것뿐만 아니라 지방간이 먼저 생겨도 비만으로 이어진다.

잘못된 방법으로 탄수화물을 제한하면 지방이 더 쌓인다

그렇다면 어떻게 해야 퇴화된 지방 대사를 다시 살릴 수 있을까? 어떻게 해야 지하냉동창고에서 지방을 꺼내 쓸 수 있을까?

결론은 간단하다. 냉장고를 싹 비우면 된다. 냉장고에 있는 탄수화물을 다 꺼내 쓰고도 새로 채우지 않으면 우리 몸은 어쩔 수 없이 지하냉동창고에서 지방을 꺼내 쓴다. 그러면 탄수화물만 안 먹으면 되는 걸까? 그냥 굶으면 저절로 몸속 냉장고가 텅 비어 지방이 빠져나갈까? 그렇진 않다. 무조건 굶는 방식으로는 절대 다이어트에 성공할 수 없다.

우리 몸이 지하냉동창고를 여는 순간은 혈당이 떨어져 인슐린 수치가 일정 수준 이하로 유지되고 있을 때다. '혈당이 떨어졌다'는 것은 '탄수화물 냉장고가 비어가고 있다'는 신호다. 즉, 이제 지방 대사를 켤 준비를 하라는 뜻이다. 그 신호를 인슐린이 준다.

문제는 인슐린 저항성이 있는 경우다. 건강한 사람은 탄수화물을 먹으면 인슐린이 분비되어 혈당이 떨어지고, 혈당이 떨어지면 인슐린 수치도 떨어진다. 그러나 비만한 사람들 중에는 탄수화물을 안 먹어도 인슐린 수치가 계속 높게 유지되는 경우가 있다. 인슐린 저항성 때문이다. 그러다 보니 혈당이 떨어져도 인슐린 수치가 완전히 바닥으로 내려가지 않고 높게 유지된다. 탄수화물을 먹지 않아도 혈당이 여전히 높기 때문에 '지방 대사를 켜라'는 신호

지방 대사 키는 스위치온 다이어트

를 내보내지 않는다.

이런 상태에서 다이어트를 한다고 무턱대고 식사량을 줄이면 지방을 꺼내 쓸까? 인슐린 저항성이 있으면 탄수화물을 평소보다 적게 먹어도 인슐린이 정상보다 훨씬 많이 분비된다. 탄수화물을 안 먹고 단백질 식품 위주로 섭취한다고 해도 일부 단백질이 인슐린 분비를 자극한다.

탄수화물 섭취를 줄여도 인슐린이 바닥으로 떨어지지 않기 때문에 우리 몸은 지하냉동창고의 지방을 꺼내 쓰는 대신 당으로 쉽게 바꿀 수 있는 '근육단백'을 분해해서 에너지원으로 먼저 쓴다. 그러면서 당을 달라고 계속 졸라댄다. 그러다 탄수화물이 들어오면 냉장고에 보관하고 이전의 남은 음식은 지방으로 바꿔 지하냉동창고에 보내는 상황이 반복된다. 굶다가 다시 먹고, 굶다가 다시 먹고…. 비만한 사람들이 늘 반복하는 일이다. 다이어트를 하는 게 아니라 몸이 점점 지방을 안 쓰도록 유도하고 있는 셈이다.

지방 대사 스위치를 켜기 위해 3일만 버텨보자

인슐린 수치가 바닥으로 떨어져야 본격적으로 지방 대사가 켜지는데, 인슐린 저항성이 있으면 적게 먹어도 인슐린 수치가 바닥 수준으로 떨어지지 않는다. 그럼 어떻게 해야 된단 말인가?

단순히 적게 먹는 방법으로는 지방 대사가 인슐린 저항성을 이기지 못한다. 아예 안 먹어야 된다. 지방 대사에 'On'이라는 불이 들어올 때까지 일시적으로 탄수화물 섭취를 제한하는 것이다.

탄수화물을 아예 먹지 말라는 의미는 아니다. 우리 몸에서 필요로 하는 탄수화물의 최소 요구량은 50~80g 정도다. 지방 대사의 스위치를 빨리 켜기 위해 3일 동안만 탄수화물 섭취량을 최소 요구량인 50g 이하로 유지한다. 탄수화물 냉장고가 거의 빌 때까지, 그래서 지방 대사의 스위치가 다시 켜질 때까지만!

3일이면 된다. 다이어트 시작과 함께 3일간 탄수화물 섭취를 철저히 제한하여 지방을 에너지원으로 사용하도록 유도한다면 얼마든지 가능하다.

지방 대사 키는 스위치온 다이어트

3일 동안만 탄수화물 섭취량을
50g 이하로 유지한다

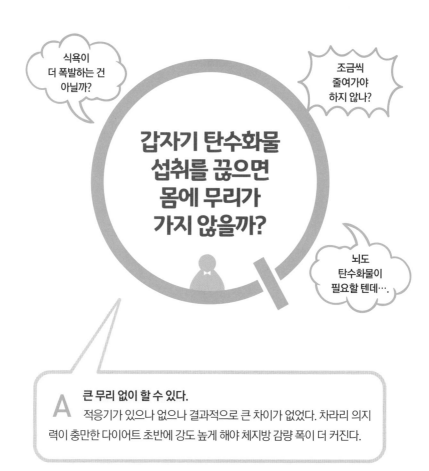

식욕이
더 폭발하는 건
아닐까?

조금씩
줄여가야
하지 않나?

갑자기 탄수화물
섭취를 끊으면
몸에 무리가
가지 않을까?

뇌도
탄수화물이
필요할 텐데….

A 큰 무리 없이 할 수 있다.
　　　적응기가 있으나 없으나 결과적으로 큰 차이가 없었다. 차라리 의지력이 충만한 다이어트 초반에 강도 높게 해야 체지방 감량 폭이 더 커진다.

단백질을 먹어야 지방 대사를
켜는 동안 근육이 빠지지 않는다

스위치온 다이어트의 최종 목표는 근육 손실은 최소한으로 유지하면서 체지방만 빼는 것이다. 그런데 한 가지 문제가 있다. 탄수화물 섭취를 제한하면 체지방과 함께 근육도 빠진다는 점이다.

지방 대사를 켜려면 기본적으로 탄수화물 섭취를 제한해야 한다. 하지만 우리 몸은 탄수화물 섭취가 줄어들면 우선 근육의 단백질을 끄집어 와서 당으로 바꿔 사용한다. 그렇다고 무작정 근육을 다 빼 쓰는 건 아니다. 근육단백을 계속 쓸 수는 없으니까 어쩔 수 없이 지방을 쓰기 시작한다. 지방도 최대한 아껴야 하므로 기초대사량을 포함한 신진대사 속도를 뚝 떨어뜨린다. 그래서 어설프게 다이어트를 한다고 식사량을 줄이면 지방도 빠지지만 근육 손실도 피할 수 없다.

다이어트 기간에는 근육 손실을 최소화하기 위해 단백질 섭취량을 평소보다 늘려야 한다. '평소보다 많이'라는 말로는 부족하다. 그 이상 먹어야 한다. 여기에 규칙적인 운동이 더해지면 근육량을 유지하는 데 훨씬 효과적이다. 근육 손실이 없으면 몸이 '위기상황'이라고 긴장할 필요가 없기 때문에 전체적인 섭취량이 줄어도 기초대사량이 크게 떨어지지 않는다.

단백질이 렙틴 저항성과 인슐린 저항성을 개선한다

지방 대사를 켜기 위해서는 인슐린 수치부터 떨어뜨려야 하는데, 그러려면 어떻게든 탄수화물 섭취를 줄이는 것이 급선무다. 그럴 때 단백질이 요긴하다.

인슐린 저항성이 생긴 사람들은 대부분 과식이나 폭식을 하는 습관을 가지고 있다. 과식과 폭식을 하는 음식도 대개 고탄수화물식이다. 단백질은 충분히 섭취하면 포만감이 빨리 와서 과식을 하기 힘들다. 우리는 밀가루 같은 정제탄수화물로 만든 음식을 먹으면 금방 배가 고프지만 고기나 생선 등 단백질 음식을 먹으면 장시간 속이 든든한 것을 경험으로 알고 있다. 다이어트 중에 단백질을 충분히 섭취해야 하는 중요한 이유다. 단백질은 포만감을 주고, 또 오래 지속시킨다.

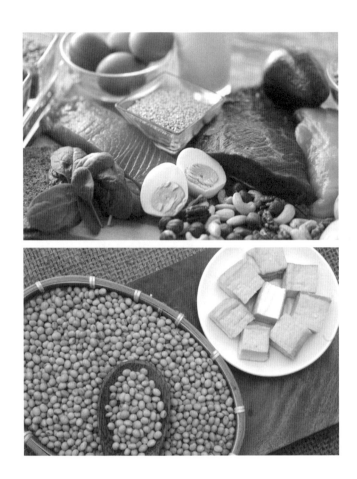

닭고기, 소고기와 돼지고기, 생선과 해산물,
콩과 두부, 달걀, 플레인요거트 등은
체지방 감량에 좋은 고단백 식품이다.

지방 대사 키우는 **스위치온 다이어트**

단백질을 충분히 섭취해서 포만감이 들면 렙틴이 분비되어 식욕이 가라앉는다. 혈당이 낮은 수준으로 유지되면서 인슐린 수치도 떨어지고 몸이 지방을 사용하기에 유리한 환경이 조성된다. 탄수화물을 섭취하면 혈당이 급하게 올라갔다가 인슐린에 의해 뚝 떨어지면서 식욕이 강하게 발생하는데, 이런 현상 없이 포만감이 오래 지속되고 렙틴 수치도 들쑥날쑥 하지 않고 최대한 완만하게 움직인다. 렙틴을 자극하지 않기 때문에 렙틴 저항성을 회복하는 데 도움이 된다. 똑같은 음식을 먹더라도 단백질이 당질에 비해 인슐린 분비를 크게 자극하지 않기 때문에 인슐린 저항성도 개선된다.

단백질이 인슐린 저항성을 악화시킨다?

단백질 섭취, 특히 동물성단백질을 많이 섭취하는 고단백식은 인슐린 저항성을 유발한다는 연구결과들이 있다. 류신을 포함한 아미노산이 mTOR(포유류 등의 동물에서 세포 내 신호전달에 관여하는 단백질의 일종)을 활성화하면서 인슐린 저항성을 악화시킨다는 것이다. 그러나 단백질을 많이 먹어서 인슐린 저항성이 생길 가능성은 높지 않다. 인슐린 저항성을 일으키는 가장 확실하면서도 강력한 원인은 '탄수화물의 과잉 섭취'와 '체지방 증가'다. 탄수화물 섭취량을 줄이고 체지방을 줄이면 무조건 인슐린 저항성은 개선된다. 오히려 비만 환자의 경우는 단백질 섭취가 부족하다. 따라서 렙틴 저항성을 개선하고 근육량을 지키기 위해서는 인슐린을 어느 정도 자극하더라도 단백질을 충분히 섭취해야 한다. 2017년에 발표된 연구에서는 37명의 당뇨병을 가진 중년 성인에게 6주간 동물성단백질과 식물성단백질을 먹게 한 결과, 두 그룹 모두 지방간이 좋아지고 공복혈당 수치가 의미 있게 떨어졌으며 인슐린 저항성도 개선되었다.[3]

단백질보충제를 식사로 먹는다

단백질 섭취량을 늘리려면 매 끼니 단백질 식품을 먹어야 하는데, 막상 실천하려면 쉽지가 않다. 바쁜 아침 시간에 생선이나 살코기를 구울 수도 없고, 다른 사람과 함께하는 점심에는 내 식대로 메뉴를 고집하기도 힘들다. 무엇보다 끼니때마다 자연식품으로 단백질을 섭취하려면 돈이 너무 많이 든다. 그래서 현실적인 면을 고려해 나는 사람들에게 단백질셰이크를 먹으라고 조언한다. 실천하기 쉽고 비용도 저렴한 단백질 섭취법이다.

'단백질보충제'라고 하면 흔히 다이어트 보조제나 근력운동을 하는 사람들이 먹는 특별한 제품이라고 생각하지만, 이것은 말 그대로 단백질을 식품으로 충분히 섭취하기 어려울 때 간편하게 먹을 수 있게 개발된 제품이다. 뭔가 인위적인 느낌이 들어서 거부감을 갖는 사람이 있는데, 식품에 든 순단백질만 추출해 만든 것이므로 안심해도 된다. 보충제라고 해서 실험실에서 화학성분을 합성해 만든 것이 아니다. 영양 보충식의 개념으로 봐도 무방하다.

나 역시 단백질셰이크를 점심과 저녁식사 사이에 간식으로 먹고 있다. 이렇게 하면 매 끼니 자연식품으로 단백질을 챙겨 먹어야 한다는 부담이 줄어든다. 다만, 단백질셰이크는 식품과 달리 씹어 먹는 느낌도 없고 소화가 빨라 바로 흡수되므로 음식으로 얻는 포만감에 비하면 조금 부족하다. 그럴 때는 저지방 우유나 달지 않은

지방 대사 키우는 스위치온 다이어트

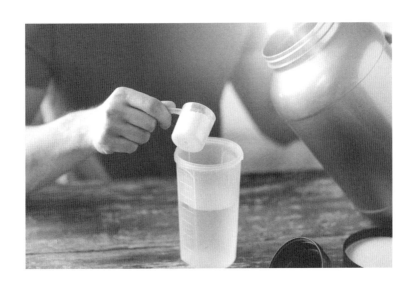

단백질보충제는
영양 보충식의 개념으로 봐도 무방하다.

두유에 타 먹어도 좋고, 당분을 첨가하지 않은 플레인요거트를 곁들여 먹어도 좋다.

어떤 단백질보충제를 먹어야 할까?

막상 단백질보충제를 구입하려고 하면 종류가 굉장히 많아서 선택하기가 어렵다. 일단, 단백질보충제는 원료에 따라 크게 유청단백질과 대두단백질로 나뉜다. 유청은 우유로 치즈를 만드는 과정에서 생성되는데 유청단백질은 이 액상 형태의 유청에 들어 있는 단백질만 추출해서 만든다. 그래서 비싸다. 하지만 비싸도 그만큼 값어치를 한다. 매우 빠르게 흡수되기 때문에 근육 합성에 더 유리하고 아미노산 중 류신 함량이 높아서 다이어트 중 나타날 수 있는

박용우의 다이어트 tip »

유청단백질의 종류

- **농축유청단백 WPC** 단백질 함량을 30~89%까지 높인 제품으로 약간의 콜레스테롤과 지방, 유당이 들어 있지만 생물학적 활성이 높은 물질들이 함유되어 있다.
- **분리유청단백 WPI** 단백질 함량을 90~94%까지 높인 제품으로 약간의 우유 맛이 남아 있지만 유당은 거의 없다.
- **가수분해유청단백 WPH** 단백질 함량을 95% 이상으로 높이고 소화가 잘되게 펩타이드 형태로 좀 더 잘게 부순 제품이다. 가격이 비싸고 쓴맛이 나기 때문에 일반적인 단백질 보충용 제품으로는 많이 이용되지 않는다.

지방 대사 키는 스위치온 다이어트

근육 손실을 최소화하며, 포만감을 오래 지속시켜 식욕을 억제하는 효과도 있다.

또한 비만과 관련된 호르몬이 분비되는 데 긍정적인 영향을 미치므로 똑같은 칼로리라도 유청단백질이 대두단백질보다 체중감량에 유리하다. 유청단백질은 다시 분리유청단백질과 농축유청단백질로 나뉘는데, 분리유청단백질은 단백질의 순도가 높고 농축유청단백질은 기타 유효성분이 많은 특징이 있다.

대두단백질이라고 해서 나쁜 것은 아니다. 대두단백질은 이름 그대로 대두에서 추출한 단백질로, 손상된 근육을 회복하는 데 필요한 글루타민과 근육의 생성을 돕는 아르기닌이 유청단백질보다 더 많이 들어 있다. 무엇보다 가격이 저렴하다. 다만, 음식으로 섭취해야 하는 필수아미노산의 조성이 동물성단백질만큼 완전하지 않고 흡수율도 동물성단백질에 비해 떨어진다.

단백질 식품은 먹고 싶은 만큼 먹어도 된다

그동안 고단백식은 칼슘 손실을 일으키고 신장에 무리를 주며, 심혈관계질환 위험을 증가시킨다고 알려져 왔다. 실제로 단백질 섭취량이 많아지면 대사과정에서 생기는 질소화합물 때문에 요산과 요소를 배출하기 위해 신장이 더 많이 일해야 한다.

하지만 신장 기능이 정상이라면 전혀 문제가 되지 않는다. 단백질의 과잉 섭취가 신장 기능을 망가뜨린다면 단백질을 엄청나게 먹고 있는 보디빌더나 헬스클럽 트레이너, 운동선수들은 노후에 신장질환을 앓거나 혈액 투석을 받고 있어야 한다. 그러나 그런 연구나 보고는 어디에도 없다. 심혈관질환과의 연관성은 서양에서 유행한 고단백식이 대부분 육류 섭취량을 늘리는 쪽이어서 동물성 단백질을 섭취할 때 함께 들어오는 포화지방 때문으로 보는 게 더 타당하다.

일반적인 단백질 섭취권장량은 몸무게(kg)당 0.8g이다. 하지만 다이어트를 위해 총 식사량을 줄인다면 단백질 섭취량을 더 늘려야 한다. 특히 탄수화물 섭취량을 줄인다면 그만큼 단백질 섭취량을 더 늘려야 한다.

스위치온 다이어트에서는 단백질 섭취량을 몸무게(kg)당 1.2~1.5g을 권장한다. 75kg의 남성이라면 90~110g, 60kg의 여성이라면 70~90g을 섭취한다. 삶은 달걀흰자 1개의 단백질량이 6g 정도니까 남성은 15개 이상, 여성은 11개 이상 분량이다.

그런데 한 번에 우리 몸이 소화 흡수할 수 있는 단백질량은 20~30g 정도다. 20~30g씩 하루 4번 먹으면 1일 섭취량을 채울 수 있다. 그래서 스위치온 다이어트에서는 아침, 점심, 간식, 저녁, 이렇게 하루 4끼 식사를 제안한다. 그렇다고 식사 때마다 단백질

지방 대사 키는 스위치온 다이어트

단백질 식품은 먹고 싶은 만큼 먹어도 된다

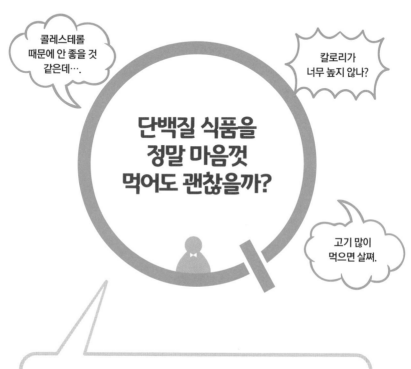

콜레스테롤 때문에 안 좋을 것 같은데….

칼로리가 너무 높지 않나?

단백질 식품을 정말 마음껏 먹어도 괜찮을까?

고기 많이 먹으면 살쪄.

A 매 끼니 단백질 음식을 충분히 섭취해도 된다.
다이어트를 위해 탄수화물 섭취량을 줄인다면 그만큼 단백질 섭취량을 더 늘려야 한다. 하루 단백질 섭취권장량은 자연식품으로 섭취할 경우 몸무게당 1.2~1.5g 정도다.

을 얼마나 먹는지 계산할 필요는 없다. 퍽퍽한 살코기나 달걀흰자를 소금이나 양념 없이 그냥 먹는다고 생각해보자. 절대 많이 먹을 수 없다. 단백질 20~30g을 자연식품으로 섭취하는 것은 생각보다 쉬운 일이 아니다. 그러니 단백질을 많이 먹는 것에 대해 걱정할 필요는 없다. 그저 매 끼니 단백질 음식을 충분히 섭취하면 된다.

그럼에도 불구하고 고기를 엄청나게 많이 먹어 단백질 섭취권장량을 초과하면 어떻게 될까? 어쩌다 한 번이 아니라 매일 규칙적으로 단백질을 과잉 섭취하게 되면 소화되지 않은 단백질이 장내 환경을 나쁘게 만들 수 있다. 이미 혈중 요산 수치가 높은 사람이라면 요산 수치가 더 상승할 수 있다. 따라서 육류나 생선회 등의 단백질을 섭취할 때에는 의식적으로 식이섬유가 풍부한 채소류와 먹는 것이 좋다. 식이섬유가 주는 포만감으로 단백질의 과잉 섭취를 막을 수 있고, 식이섬유가 장내 환경이 나빠질 수 있는 상황을 예방해주므로 일석이조의 효과를 얻을 수 있다.

박용우의 다이어트 tip »

지방은 얼마나 먹어야 할까?

탄수화물은 평소보다 덜 먹고 단백질은 지금보다 더 먹으라고 했는데, 그렇다면 지방은 얼마나 먹어야 할까? 결론부터 말하면 크게 신경 쓰지 않아도 된다. 탄수화물 음식과 단백질 음식에는 어느 정도 지방이 들어 있다. 탄수화물의 총섭취량을 줄이고 가급적 '유익한' 탄수화물 위주로 섭취하면서 채소와 단백질 음식을 충분히 섭취하면 된다.

지방 대사 키는 스위치온 다이어트

간헐적 단식이 지방 대사를
빠르게 회복시킨다

간헐적 단식이 국내에 소개된 것은 2013년 초다. 나는 간헐적 단식에 대한 책을 감수하면서 '짧은 단식'이 다이어트에 긍정적인 효과가 있겠다는 생각이 들어 간헐적 단식법의 하나인 '5:2 다이어트'를 실천해봤다. 5:2 다이어트는 1주일에 5일은 평소와 똑같이 먹고 2일은 남자는 하루 600kcal, 여자는 500kcal만 섭취(절식)하는 방법이다.[4]

그 후 여러 상황 하에서 간헐적 단식을 적용하는 실험을 해봤는데, 가장 효과가 좋았던 것이 '탄수화물을 줄이고 단백질을 잘 챙겨 먹는 다이어트를 하면서 1주일에 1~2일 단식을 하는 것'이었다. 이 방법을 다양한 조건의 환자들에게 적용해보면서 간헐적 단식이 인슐린 저항성을 빠르게 회복시키는 데 도움이 되겠다는 생각에 이르렀다.

건강을 위해 규칙적으로 운동을 할 때 1주일 내내 운동하는 것보단 주 4~5일 운동을 권한다. 근육에도 휴식이 필요하기 때문이다. 하루도 거르지 않고 운동을 하면 근육통이나 근육 피로가 심해지고 운동 손상의 위험이 증가한다. 단식도 마찬가지다. 길게 하기보다는 24시간 짧은 단식을 주 1~2회 정도 시행하면, 인슐린 호르몬은 물론 소화효소를 분비하고 연동운동을 하는 소화기관도 휴식을 취할 수 있어서 지방 대사를 빠르게 회복할 수 있다고 생각된다.

사실 나는 체중감량을 위한 무분별한 단식을 반대해온 사람이다. 단식을 제대로 활용하지 못하면 건강을 더 해칠 수 있기 때문이다. 하지만 단식은 장점이 많다. 우선 단순하다. 복잡한 설명이 필요 없다. 비용도 전혀 들지 않고, 요리도 할 필요가 없다.

단식을 했을 때 나타나는 문제점인 근육 손실과 기초대사량 저하를 최소화하거나 없애면서 인슐린 저항성과 렙틴 저항성을 개선하는 방법이 있다면 어떨까? 한번 적용해볼 수 있지 않을까? 그것이 간헐적 단식이다.

단식을 하면 지방 대사가 켜진다

앞서 동물성단백질을 많이 섭취하는 고단백식은 mTOR을 활성

지방 대사 켜는 스위치온 다이어트

화하면서 인슐린 저항성을 악화시킬 수 있다고 했다. 그런데 간헐적 단식을 하면 mTOR의 작용을 억제하여 인슐린 저항성을 개선하는 데 도움이 된다. mTOR은 근육을 만들고 식욕 억제에 관여하는데 간헐적 단식 후 다시 음식을 섭취할 때 근육 생성과 식욕 억제가 더 강화되는 효과도 있다.

단식을 하면 인슐린 수치가 가장 낮게 떨어지고, 인슐린이 일정 수준 이하로 떨어지면 지방 대사가 합성 모드에서 분해 모드로 바뀐다. 즉, 지방 대사가 켜진다. 그러나 단식을 한다고 그 즉시 지방 대사가 켜지는 것은 아니다. 단식 후 12시간이 지나야 지방 대사가 켜지기 시작한다.

건강한 식생활을 하고 있는 사람은 저녁식사 후부터 다음 날 아침식사 전까지 매일 12시간가량 짧은 단식을 하게 된다. 이런 경우 아침식사 직전에 인슐린 수치가 가장 낮다. 하지만 인슐린 저항성이 있는 사람은 아침식사 직전에도 인슐린 수치가 높게 나타난다. 인슐린 저항성이 있으면 12시간 단식으로도 인슐린 수치가 떨어지지 않으므로 이보다 '더 길게' 단식을 해야 한다. 저녁식사 후 다음 날 아침식사 이상으로, 즉 끼니를 거르는 단식을 해야 한다는 뜻이다.

그러면 얼마나 단식을 해야 지방 대사가 켜질까? 연구결과에 따르면 인슐린 저항성이 있는 사람은 24시간 짧은 단식을 시행했을

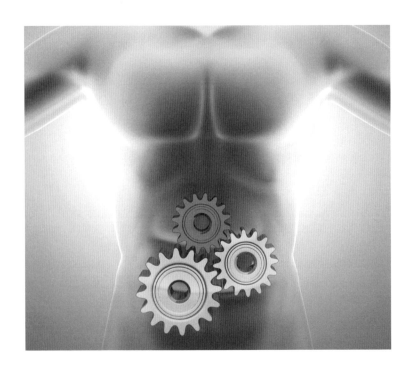

건강한 식생활을 하고 있는 사람은
저녁식사 후부터 다음 날 아침식사 전까지
매일 12시간 짧은 단식을 하게 된다.

지방 대사 커는 스위치온 다이어트

때, 18~24시간 사이에 지방 대사가 가장 활성화되었다.[5] 이 말은
단식 시행 후 18시간 이내에 음식을 먹으면 효과를 극대화하기 어
렵다는 뜻이다. 24시간을 지키는 것이 중요하다.

최적의 단식 시간은 '24시간'

단식을 반대하는 사람들은 다음의 이유를 주장한다. 첫째, 단식
을 하면 지방만 빠지는 게 아니라 근육도 빠진다. 둘째, 신진대사
속도가 뚝 떨어진다. 셋째, 다시 식사를 했을 때 처음보다 체중이
더 늘어난다.

나도 한때 이런 주장에 동의했다. 하지만 24시간의 짧은 단식은
이런 부작용을 최소화할 수 있다.

우선, 단식은 초저칼로리 다이어트와는 다르다. 단식은 적게 먹
는 게 아니라 아예 안 먹는 것이다. 너무 적게 먹으면 근육 손실을
피할 수 없고 기초대사량도 떨어진다. 그래서 다시 식사를 시작했
을 때 체중이 올라간다. 하지만 아무것도 안 먹으면 상황이 달라진
다. 초저칼로리 다이어트와 단식은 몸에 완전히 다르게 작용한다.

단식과 기초대사량의 상관관계에 대한 연구를 살펴보면, 단식을
했을 때 기초대사량이 증가한다, 감소한다, 변화가 없다 등 결과가
다양하다. 하지만 단식 후 24시간 동안은 아드레날린 분비가 촉진

되어 신진대사가 일시적으로 올라간다는 연구결과도 있고, 기초대사량이 떨어지지 않는다는 연구결과도 있다. 특히 비만한 사람의 경우는 48시간 동안 단식을 해도 기초대사량이 떨어지지 않았다는 결과도 있다.

단식을 해도 기초대사량이 떨어지지 않는다

왜 단식을 해도 기초대사량이 떨어지지 않을까?[6]

단식을 시작해서 인슐린이 낮은 수준으로 떨어지면 우리 몸은 지방을 분해해서 에너지원으로 사용하기 시작한다. 인슐린은 근육 단백 합성에도 아주 중요한 호르몬이기 때문에 인슐린이 분비되지 않으면 근육 속의 단백질도 분해되어 빠져나간다.

그렇다면 근육이 줄어 기초대사량이 떨어지는 것일까?

우리 몸이 그렇게 수수방관할 리 없다. 인슐린 수치가 계속 낮게 유지되면 우리 몸은 근육 손실을 최소화하려고 노력하기 시작한다. 간에서 지방산을 쪼개어 만든 '케톤'을 에너지원으로 적극 활용하면서 근육에서 단백질이 빠져나가는 양을 확 줄인다.

24시간 단식을 하면 근육이 줄긴 하겠지만 그 정도에 티가 날 만큼 기초대사량이 줄지는 않는다. 우리 몸에는 단백질의 재료가 되는 아미노산이 어느 정도 비축되어 있다. 평소 단백질을 충분히

지방 대사 키우는 스위치온 다이어트

단식을 하면 지방 대사가 켜진다

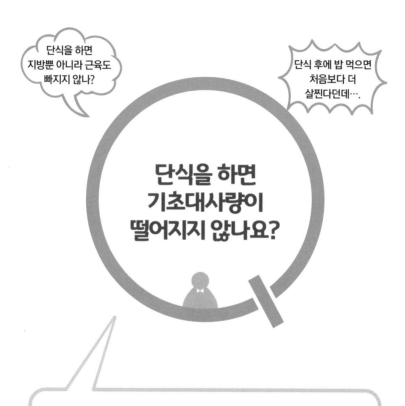

단식을 하면
지방뿐 아니라 근육도
빠지지 않나?

단식 후에 밥 먹으면
처음보다 더
살찐다던데….

단식을 하면
기초대사량이
떨어지지 않나요?

A 그렇지 않다. 단식은 적게 먹는 게 아니라 아예 안 먹는 것이다.
너무 적게 먹으면 근육 손실을 피할 수 없고 기초대사량도 떨어진
다. 그래서 다시 식사했을 때 체중이 올라간다. 하지만 아무것도 안 먹으면
상황이 달라진다.

섭취해왔다면, 단식 후 단백질만 잘 먹어도 기초대사량이 줄어들 정도로 근육이 빠지지 않는다. 오히려 단식을 한 사람이 단백질을 잘 보충하면 지방을 더 잘 이용하게 된다는 연구결과가 있다.[7]

사실 기초대사량을 좌우하는 것은 근육만이 아니다. 갑상선기능저하증에 대해 들어봤을 것이다. 갑상선호르몬이 잘 분비되지 않아서 생기는 증상으로 적게 먹는데도 살이 찐다. 반대로 갑상선기능항진증은 식욕이 왕성한데도 살이 빠진다. 갑상선호르몬이 신진대사 속도를 조절하는 기능을 하기 때문이다. 24시간 이상으로 단식이 길어지면, 갑상선호르몬 분비량이 줄어들기 시작하고 기초대사량이 떨어진다. 이것도 근육량을 유지하려는 우리 몸의 고육지책이다.

그러니 '24시간'이어야 한다. 24시간 이내로 짧게 단식을 하면 지방 대사가 최고로 활성화되고, 단식 초반에 분비되는 아드레날린이 기초대사량이 떨어지는 것을 어느 정도 막아준다. 또한 갑상선호르몬 분비가 줄어드는 것도 피할 수 있다. 단식 후 단백질을 충분히 보충해주면 지방 대사가 더 잘 돌아간다.

지방 대사 키우는 스위치온 다이어트

숙면을 취하는 동안
지방 대사가 활발히 일어난다

한 연구에서 비만한 사람 10명을 두 그룹으로 나누어 14일 동안 칼로리 섭취를 제한했다.[8] 한 그룹은 하루 평균 8.5시간을 잤고, 다른 그룹은 5.5시간을 잤다. 그 결과 8.5시간을 잔 그룹은 체지방이 1.4kg 감소된 반면, 5.5시간을 잔 그룹은 0.6kg만 감소되었다.

근육량은 더 큰 차이가 났다. 8.5시간 그룹은 1.5kg이 빠졌고, 5.5시간 그룹은 2.4kg이 빠졌다. 똑같이 적게 먹었는데도 수면 시간이 적으면 지방이 덜 빠지고, 근육은 더 많이 빠졌다. 잠이 부족해 스트레스 호르몬인 코르티솔 수치가 계속 높게 유지되면 결국 근육단백을 분해해 아미노산을 포도당으로 변환해 사용하기 때문이다.

음식을 조절해도 수면 시간이 부족하면 지방보다 근육이 더 줄어든다. 수면 시간은 하루 중 가장 오랫동안 우리 몸에 음식이 들어오지 않는 시간이다. 인슐린이 분비되지 않는 가장 긴 시간이다. 이 말은 '지방 대사가 가장 오래 작동하는 시간'이란 뜻이다. 수면 시간이 길수록 지방 대사가 오래 작동할 수 있다.

잠자는 동안 지방 대사는 'ON'

그러면 시간에 관계없이 아무 때고 오래 숙면만 취하면 지방이 빠질까?

그렇지 않다. 우리 몸의 생체리듬에 맞지 않는 수면은 체중감량에 도움이 되지 않는다.

생체리듬은 뇌의 시상하부에서 지휘한다. 여기에 각종 호르몬, 자율신경계, 외부 환경요인들이 작용하면서 차후 벌어질 상황에 우리 몸이 대비를 한다. 건강한 몸은 아침에 일어나는 시간에 맞춰 코르티솔 호르몬 수치가 올라간다. 오늘 하루 닥칠 스트레스에 대비하기 위해 가장 높은 수치에 오른다. 코르티솔이 분비되면 에너지를 보충하려고 배고픈 신호를 뇌에 보낸다. 아침에는 인슐린 수치가 바닥에 있으니 렙틴 수치도 떨어지기 시작해 배고픔 신호를 강화한다. 그러다 밥을 먹으면 인슐린 수치가 올라가고 코르티솔 수치는 떨어진다. 무사히 낮 시간을 보내고 저녁이 되면 휴식을 위

지방 대사 커는 스위치온 다이어트

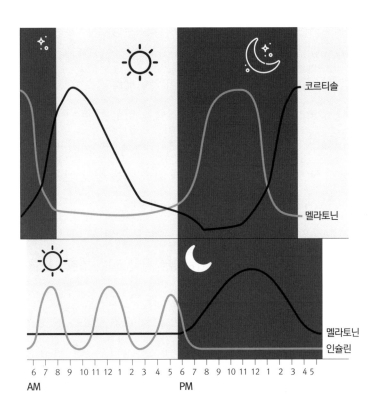

코르티솔

멜라토닌

멜라토닌
인슐린

6 7 8 9 10 11 12 1 2 3 4 5 6 7 8 9 10 11 12 1 2 3 4 5
AM   PM

생체시계와 호르몬 주기

건강한 몸은 아침에 일어나는 시간에 맞춰 코르티솔 호르몬 수치가 올라간다.
코르티솔이 분비되면 에너지를 보충하려고 배고픈 신호를 뇌에 보낸다.

해 코르티솔은 더 낮은 수준으로 떨어지고, 대신 수면을 유도하는 멜라토닌 호르몬이 분비되어 잠 잘 준비를 한다. 잠이 들면 성장호르몬이 분비되어 낮 동안 손상된 세포가 수리되고 재생되는 과정을 거친다. 이것이 정상적인 우리 몸의 패턴이다.

이런 생체리듬에 따라 생활하면 저녁을 먹고 다음 날 아침까지 공복 상태가 된다. 밤이 되어 코르티솔 수치도 떨어지기 때문에 탄수화물도 당기지 않는다. 자연스럽게 잠을 자는 동안 인슐린이 분비되지 않는다. 자는 동안 지방 대사가 켜진다.

체중감량을 하려면 이처럼 낮-밤 주기가 규칙적이어야 하고, 수면-각성 주기와 단식-섭식 주기가 일치해야 한다. 또한 12시간의 공복 상태는 햇빛이 없는 밤 시간에 이루어져야 한다. 적어도 밤 12~4시에는 수면 상태로 있어야 생체리듬을 잘 유지할 수 있다.

숙면을 취해야 렙틴 저항성이 개선된다

잠을 자는 동안에는 식욕이 억제된다. 배가 고파서 잠이 깨면 안 되므로 식욕 억제 호르몬인 렙틴이 많이 분비되고 식욕 촉진 호르몬인 그렐린은 적게 분비된다.

그런데 수면 부족이 반복되면 낮에 깨어 있을 때 렙틴 수치가 평소보다 18% 정도 떨어지고, 그렐린은 28% 정도 높아진다.[9] 쉽게

지방 대사 키는 스위치온 다이어트

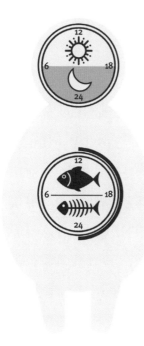

생체시계가 맞다(건강하다)

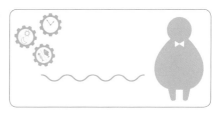

생체시계가 맞지 않다(신진대사 장애 발생)

생체시계와 비만

생체시계는 빛에 의한 수면-각성 주기와
음식 섭취에 의한 단식-섭식 주기가 일치해야 한다.
수면과 음식 섭취 시간이 불규칙해져 생체리듬이 깨지면 비만해진다.

말해 식욕 억제 효과가 떨어져 낮 동안 식욕이 자주 강하게 발생하고 탄수화물 섭취량도 평소보다 늘어난다. 밤에는 어떻게 될까? 올라가야 할 렙틴 수치가 떨어지고 내려가야 할 그렐린 수치는 올라간다. 그래서 수면 중 배가 고파 자주 깨게 되고, 심하면 자다가 일어나 먹는 증상도 나타난다.

렙틴은 체내 지방량을 조절하는 역할만 하는 게 아니라 수면과 생체리듬에도 아주 중요한 작용을 한다. 렙틴 저항성이 생겨 살이 찌면 수면의 질이 떨어진다. 수면의 질을 높이려면 렙틴 저항성을 개선해야 하고, 그러기 위해선 숙면을 취하려는 노력이 반드시 필요하다.

스트레스에 짓눌려 밤에 잠을 잘 못 잔다는 비만 환자를 치료한다고 식욕억제제를 처방하면 어떻게 될까? 병원에서 처방을 받든 한의원에서 처방을 받든, 식욕 억제 효과를 지닌 성분이 들어 있다면 부작용으로 불면증이 생길 수 있다. 약물이 숙면을 방해하니 스트레스를 조절하기가 더 힘들어진다. 그럴 땐 차라리 수면유도제를 처방받아 푹 자는 것이 스트레스에 대한 저항력을 키워 식욕 조절에 유리할 수 있다.

살 빼고 싶다면 6시간 이상 푹 자라

나는 진료실에서 만나는 비만 환자들에게 하루 6시간 이상의 수

지방 대사 키는 스위치온 다이어트

면을 강조한다. 잠자리에 들기 3~4시간 전에 저녁식사를 마치고, 평소보다 일찍 잠을 청하게 한다.

"그렇게 일찍 잠이 안 오는데요?"

그러면 그냥 누워라도 있는 게 좋다. 별의별 생각이 머리에 맴돌아도 놔둔다. 뒤척이다가 쪽잠이라도 자는 것이 안 자는 것보다 백번 낫다. 밤에 못 잤다고 낮 시간에 자는 건 피해야 한다. 낮잠은 20분을 넘겨선 안 된다.

불면증 치료에 가장 좋은 약은 무엇일까? 안 자는 거다. 졸리면 결국 자게 되어 있다. 억지로 잠을 청하려고 괴로워할 필요가 없다. 단, 잠이 안 온다고 침대 밖으로 나와서 TV나 책을 보지 않는다. 잠이라는 건 차의 시동을 끄는 것과 같다. 시동을 끄지 못했다면 최소한 주행은 하지 말아야 한다. 잠을 자지 못해도 근육이나 다른 장기들은 쉬게 해주라는 뜻이다.

그러면 몇 시간을 자야 다이어트에 가장 좋을까? 사람마다 차이가 있지만 연구결과를 종합해보면 7시간 30분이 가장 좋다. 아침 7시에 일어난다면 전날 밤 11시에는 잠자리에 들어야 한다. 아무리 못 자도 남성은 최소 6시간, 여성은 최소 7시간 이상 자야 한다. 숙면이 어려운 사람을 위한 팁은 다음과 같다.

● 숙면할 수 있는 환경을 만들 것

해가 지고 저녁이 되면 실내등을 너무 환하게 켜놓지 않는다. 잠자리에 들기 1시간 전에는 TV, 스마트폰, 컴퓨터 화면을 보지 않는다. 반신욕이나 음악 감상 등 취침을 준비할 수 있는 나만의 방법을 찾아본다. 침실 온도는 여름에는 24도, 겨울에는 18도 정도로 유지한다.

● 저녁식사는 잠들기 4시간 전까지 마칠 것

배가 고프면 잠이 안 온다. 코르티솔 수치가 올라가 숙면을 방해하기 때문이다. 잠자리 들기 4시간 전에 저녁식사를 마치는 것이 가장 좋다. 밤 11시에 잠자리에 든다면 오후 7시에 저녁식사를 끝내야 한다. 저녁을 먹고 나서 허기가 진다면 그냥 참지 말고 오이나 양배추 같은 채소를 먹거나 소화 흡수가 잘되는 단백질셰이크를 먹는다. 단백질셰이크도 최소한 잠들기 2시간 전에 먹는 게 좋다.

● 하루 20~30분 낮잠을 잘 것

하루 7시간보다 적게 잤거나 낮 시간에 몸이 피곤하면 낮잠을 자는 것이 도움이 된다. 다만, 낮잠 시간이 30분을 넘으면 밤 수면을 방해할 수 있으므로 30분 이내로 잔다. 낮 동안 햇볕을 많이 쐬면 밤에 숙면을 취하는 데 도움이 된다. 점심식사 후 햇볕을 받으

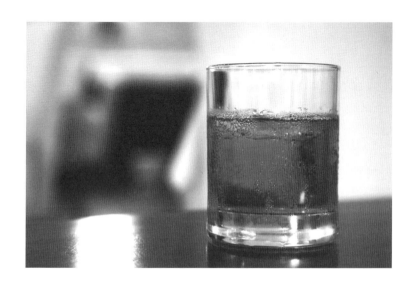

술을 마시면 잠들기 쉽다고 하는 사람도 있는데
실상은 그렇지 않다.

면서 산책을 하면 기분전환에도 좋고 숙면에도 효과적이다.

● 운동은 저녁식사 전에

운동을 규칙적으로 하면 금방 잠이 들어 수면 시간이 길어진다. 운동 후에는 체온이 약간 올라서 숙면을 방해할 수 있으니 저녁식사 후보다는 전에 하는 게 좋다. 저녁식사 전에 운동을 하면 코르티솔 수치가 떨어지는 효과도 있다.

● 잠들기 전 칼슘·마그네슘, 비타민D보충제 섭취

자기 전에 칼슘 300~600mg, 마그네슘 100~300mg을 먹는다. 칼슘과 마그네슘을 함께 먹으면 신경과 근육의 진정 및 이완 효과로 수면 유도에 도움이 된다. 칼슘은 트립토판에서 멜라토닌이 생성되는 과정을 돕고, 마그네슘은 세로토닌을 만드는 데 중요한 역할을 한다. 비타민D는 뼈 건강에만 좋은 게 아니라 숙면을 유도하는 데에도 도움이 된다. 한 연구결과에 의하면 비타민D가 부족하면 잠드는 시간이 더 오래 걸리는 것으로 밝혀졌다. 건강한 몸을 유지하려면 혈중 비타민D 농도가 30ng/mL 이상이어야 한다. 검사결과 비타민D 농도가 20ng/mL 미만이면 반드시 보충제를 복용하는 것이 좋다. 칼슘, 마그네슘, 비타민D 외에도 엽산, 비타민 B_{12} 같은 영양소도 숙면에 도움을 준다.

지방 대사 키는 스위치온 다이어트

● 카페인 음료는 오후 2시 이전에

커피를 아무리 마셔도 숙면을 취하는 데 전혀 문제없다는 사람도 있지만, 카페인은 각성제라서 숙면에 영향을 준다. 카페인이 든 커피는 되도록 오전에 마시고 오후 2시 이후에는 마시지 않도록 한다. 에너지 음료, 박카스, 녹차 등의 카페인 음료도 마찬가지다.

● 음주 금지

잠자리에 들기 전 위스키 1잔 정도는 '나이트 캡(Night Cap)'이라고 해서 숙면에 도움을 준다고 하지만 사람마다 다르기 때문에 권하고 싶지는 않다. 술을 마시면 잠들기 쉽다고 하는 사람도 있는데 실상은 그렇지 않다. 잠이 금방 드는 것 같지만 깊은 잠을 자기 어렵고, 중간에 자주 깨는 데다 다시 잠들기 힘들기 때문에 숙면을 취할 수 없다.

일주일에 4회 30분씩
고강도 운동을 한다

"먹는 걸 포기할 수 없어서 운동을 하는데, 살은 안 빠지고 식욕만 더 좋아진 것 같아요."

사람들은 여전히 운동만 하면 살이 잘 빠질 거라 생각한다. 심지어 운동을 열심히 하면 먹던 대로 먹어도 조금은 살이 빠질 거라고 생각한다. 하지만 그것은 운동으로 먹은 걸 빼는 게 아니라, 운동을 핑계로 먹는 게 더 많아지는 상황이 된다.

물론 운동만으로 살을 뺀 사람도 있다. 원하는 음식을 다 먹으면서 살을 빼려면 하루에 운동을 3~4시간 해야 한다. 이렇게 해서 살을 뺐다면 운동을 그만둔 순간부터 살은 다시 찔 수밖에 없다.

운동선수들이 은퇴를 하면 일반적으로 살이 찐다. 미국의 수영선수 펠프스는 하루에 1만 2,000kcal를 섭취한다고 한다. 건강한

지방 대사 커는 스위치온 다이어트

성인 남성의 평균 섭취량이 2,500kcal 정도니까 약 5배나 많이 먹는 셈이다. 그와 같은 운동선수가 운동을 그만두면 섭취량도 그에 맞게 크게 줄여야 하는데 평소 먹던 습관 때문에 섭취량을 크게 줄이지 못한다. 결국 잉여 칼로리가 생겨서 살이 찌게 된다.

다이어트에서 운동이 필요한 이유는 단순히 칼로리를 소모시키기 위해서가 아니다. 운동은 훨씬 다양한 요인으로 체중감량을 돕는다. 스트레스 호르몬 수치를 낮추고 성장호르몬 분비를 촉진해 근육을 지키고, 무엇보다 인슐린 저항성과 렙틴 저항성을 회복하여 세트포인트를 낮추는 데 도움이 된다. 그래서 스위치온 다이어트에서는 운동이 필수다.

운동은 몸이 정상으로 돌아올 때까지만 실시하면 된다. 물론 내가 더 건강해지고 그런 몸을 잘 유지하고자 평생 하겠다면 말리지 않겠다. 아니, 오히려 힘찬 격려의 박수를 보낸다. 하지만 운동 마니아는 많지 않다. 나도 운동을 그다지 좋아하지 않는다. 그래서 다이어트를 할 때만 집중해서 운동을 하는 편이다. 그리고 운동하지 않는 나머지 시간에는 앉아 있는 시간을 가급적 줄이고 의식적으로 몸을 움직이려고 노력한다.

굵고 짧게! 힘들어야 운동이다

숨이 약간 차고 땀이 맺힐 정도의 중강도로 장시간 운동을 하면 주로 지방을 에너지원으로 사용한다. 다이어트 목적으로 운동을 한다는 사람들은 대부분 이 정도의 저강도나 중강도로 운동을 할 것이다. 하지만 이 정도의 운동으로는 '지방을 잘 쓰는 몸'으로 바꾸기에 역부족이다. 숨을 헐떡거릴 정도로 고강도 운동을 해야 한다. 그래야 지방 대사 스위치가 켜진다.

고강도 인터벌운동은 말 그대로 고강도의 운동을 짧게 짧게 반복하는 운동법이다. 숨이 턱에 찰 정도의 고강도 운동을 '1~2분 시행하고 1~3분 휴식시간 갖기'를 반복한다. 예를 들어 고정식자전거를 타면 처음에는 워밍업으로 가볍게 탔다가 저항값을 7 이상으로 높이고 rpm도 80 이상을 유지하면서 빠르게 페달을 밟는다. 1~2분간 힘들게 페달을 밟았으면 저항값을 낮추고 맥박이 떨어질 때까지 1~3분간 천천히 밟으면서 가볍게 운동을 한다. 이것을 적게는 3회에서 많게는 7회까지 반복한다. 트레드밀에서는 천천히 걸으면서 워밍업을 한 후 자신의 체력 수준에 맞게 속도를 8~12km/h로 높이고 2분 정도 뛴다. 숨이 턱에 차면 속도를 5km/h로 낮추어 맥박이 떨어지고 숨이 회복될 때까지 천천히 걷는다. 이것을 3~7회 반복한다.

이와 같은 고강도 인터벌운동은 렙틴 저항성과 인슐린 저항성을

어느 정도가 고강도일까?

"저는 하루 1시간 고강도로 운동을 했어요."

이렇게 말하는 환자가 있으면 나는 "고강도로 운동을 안 하셨네요"라고 응수한다. 비만한 사람이 체중감량을 위해 하루에 몇 시간씩 운동을 했다는 건 그만큼 운동 강도가 낮았다는 뜻이다. 운동 강도가 높았다면 그렇게 오래 운동할 수가 없다. 그래서 스위치온 다이어트를 하는 기간만큼은 집이나 회사 근처의 헬스클럽에 등록해서 트레이너와 함께 운동하기를 권한다. 혼자서는 '고강도'로 운동하기가 쉽지 않기 때문이다.

예를 들면 이런 식이다. 고정식자전거를 타고 고강도 운동을 하겠다고 저항 값을 8로 올린다. 페달 밟는 속도가 rpm 80 이하로 떨어지지 않게 열심히 밟는다. 목표는 2분. 그런데 1분이 지나자 다리에 힘이 풀리고 숨이 차기 시작한다. 결국 1분 20초 만에 자전거에서 내려온다.

그런데 트레이너와 운동을 하면 어떻게 될까? 나는 내려오고 싶어 죽겠는데 트레이너는 스톱워치를 보면서 소리친다.

"rpm이 떨어지네요. 페달을 더 힘차게 밟으세요. 자, 이제 30초 남았습니다. 20초… 15초… 더 힘내세요!"

결국 2분을 채우고 내려온다. 숨이 차고 다리가 후들후들 떨린다. 이 정도가 고강도 운동이다. 30분만 해도 더 이상 운동을 할 수 없을 정도다.

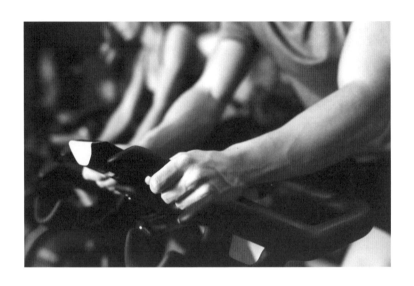

고강도 인터벌운동이 끝난 후에는 탄수화물 저장고가
텅 비어서 지방을 에너지원으로 사용한다.

지방 대사 키는 **스위치온 다이어트**

개선하는 데 도움이 된다. 중강도 운동과 고강도 운동으로 동일한 에너지를 소비하게 했을 때, 고강도로 운동한 경우가 내장지방 감소가 더 두드러졌고 인슐린 저항성 개선 효과도 더 좋았다. 한 연구에서는 식이 조절 없이 고강도 인터벌운동을 2주간만 시행해도 허리둘레가 의미 있게 감소하기도 했다.

고강도 인터벌운동이 끝난 후에는 탄수화물 저장고가 텅 비어서 지방을 에너지원으로 사용한다. 운동 중에 체지방을 태우는 유산소운동과 달리, 운동이 끝난 후 일상생활에서도 지방을 계속 태우게 된다. 그래서 지방을 잘 쓰는 몸으로 만드는 데 더 효과적이다. 고강도 인터벌운동은 성장호르몬을 자극하여 근육 손실을 막을 뿐 아니라 저강도 운동보다 식욕을 조절하는 데에도 도움을 준다. 지방 대사를 빠르게 켜기 위해선 고강도 인터벌운동이 반드시 필요하다.

규칙적으로 주 4회 운동을 한다

단 한 번의 고강도 인터벌운동으로도 운동 후 18~24시간 동안 인슐린 저항성이 개선되었다는 연구결과가 있다.[10] 고강도 인터벌운동을 꾸준히 하면 운동을 하지 않는 나머지 시간에 당보다 지방연소 비율이 증가한다. 지방을 잘 쓰는 몸으로 바뀐다는 의미다. 지속적으로 꾸준히 하면 이런 효과가 48~72시간 정도 늘어난다. 그러니 적어도 2~3일에 한 번은 운동 자극을 주어야 한다.

그러면 1주일에 한두 번 운동하는 것은 별 효과가 없을까? 1주일에 1회 운동하는 것은 운동을 전혀 하지 않는 것보다 낫다. 1주일에 2회는 1회 하는 것과 별 차이가 없다. 1주일에 3회는 2회보다 더 낫다. 정리하면, 1주일에 1회를 하든, 3회를 하든 운동 효과면에서는 큰 차이가 없다는 말이다. 그런데 4회부터는 확 달라진다. 1주일에 3회 했을 때보다 체중감량 효과가 두드러지게 높아진다. 5회 했을 때는 4회 했을 때와 큰 차이가 없다. 그러니 1주일에 최소 4회는 해야 한다. 아니, 4회만 해도 된다.

1주일에 한 번 하루 종일 등산을 하거나 주말에 몰아서 4시간 이상 운동을 하는 건 체중감량에 큰 도움이 안 된다. 운동은 규칙적이어야 한다. 1주일에 적어도 4회 이상 해야 지방을 잘 쓰는 몸으로 바꿀 수 있다.

근육이 부족하다면 근력운동을 병행한다

최근 들어 공복혈당이 100~125mg/dL로 정상 수준(100mg/dL 미만)보다 높은 '공복혈당장애' 환자가 늘고 있다. 공복혈당장애는 아직 당뇨병(126mg/dL 이상)은 아니지만 혈당을 정상으로 되돌리지 못하면 결국 당뇨병으로 이어진다. 살이 찌지도 않았고 탄수화물 폭식도 하지 않는데 왜 공복혈당이 높은지 모르겠다며 억울해하는 사람이 많은데, 이런 사람의 상당수가 상대적으로 근육량이 부족한 저근육형 체형이다.

우리 몸속 근육은 탄수화물 저장고이면서 혈당 조절에도 아주 중요한 기관이다. 근육량이 많을수록 혈당을 잘 조절하기 때문에 인슐린 저항성이 생기지 않고, 탄수화물 섭취량이 많아도 융통성 있게 잘 조절할 수 있다. 그런데 근육량이 줄어서 탄수화물 저장고의 크기가 작아졌는데 예전처럼 탄수화물을 섭취하면 어떻게 될까? 몸이 융통성 있게 당을 조절하지 못한다.

이런 경우는 헬스클럽에서 기구를 이용한 근력운동으로 근육량을 늘려주면 당을 처리하는 인체의 능력이 향상되고 인슐린 저항성이 개선되어 렙틴의 작동 능력이 좋아진다. 특히 무리한 다이어트의 반복으로 근육량이 줄어든 여성은 반드시 근력운동을 해야 한다.

27세의 한 직장 여성이 군살을 빼고 싶다며 진료실을 찾아온 적이 있다. 언뜻 봐서는 전혀 살쪄 보이지 않았는데, 체지방 검사를 해보니 체지방률이 36%나 되었다(적정 체지방률은 20~23% 정도). 전형적인 '저근육형 비만'이었다. 아랫배와 옆구리, 팔과 허벅지에는 군살이 많이 붙어 있었다. 무리한 다이어트를 반복하면서 근육량은 계속 줄고 체지방은 꾸준히 늘어난 결과였다.

3주 스위치온 다이어트를 시작하면서 트레이너와 근력운동을 하라고 처방했다. 근육량이 너무 부족해 근력운동을 버거워했지만 4주 후 웨딩 촬영을 해야 한다는 확실한 다이어트 동기가 있었다.

결과는 어땠을까? 근육량은 늘었고 체지방은 빠졌다. 근육을 늘리면서 동시에 체지방을 빼는 것은 쉽지 않은 일이다. 제대로 잘 먹으면서 근력운동을 했기에 가능했다. 3주 후 그녀는 체지방이 2kg 가까이 빠졌다. 짧은 기간에 군살이 줄고 몸매가 아름다워졌다.

박용우의 다이어트 tip »

간헐적 단식과 고강도 인터벌운동의 시너지 효과

간헐적 단식과 고강도 운동은 성장호르몬 분비를 촉진하고 장수유전자에 자극을 준다는 공통점이 있다. 또한 인슐린 수용체의 반응을 좋게 한다. 인슐린 저항성을 빠르게 개선시킨다는 의미다. 근육에서 분비되는 이리신이라는 호르몬의 수치도 높여주는데, 이리신은 근육 생성을 돕고 백색지방이 갈색지방으로 바뀌게 해준다(동물실험 결과이지만 사람에게도 비슷하게 작용한다고 주장하는 학자들이 있다).

지방 대사 키는 스위치온 다이어트

영양제로 지방 대사를
촉진한다

비만한 사람은 정상체중인 사람과 어떤 중요한 차이점이 있을까? 먹는 양? 음식 종류? 활동량? 근육량? 모두 맞다. 이는 다 비만에 영향을 미치는 요인이다. 그런데 미처 생각하지 못하는 게 하나 더 있다. 바로 '영양 상태'다.

흔히 비만한 사람은 영양 과다일 것이라고 생각하기 쉬운데, 실제로는 그 반대다. 미국에서 실행된 한 연구결과를 살펴보면 비만한 사람들에게 비타민이나 미네랄 등 다양한 미량영양소의 결핍이 관찰된다. 살찐 사람은 며칠쯤 굶어도 체내에 쌓아둔 영양분이 많아서 끄떡없을 거라고 생각하기 쉽지만, 아이러니하게도 뚱뚱할수록 영양소 결핍이 더 심하게 나타난다.

비만한 사람에게 미량영양소 결핍이 잘 생기는 이유는 무엇일까? 가장 큰 원인은 건강하지 못한 식습관이다. 살이 찐 사람들이 주로 먹는 음식은 영양소가 부족한 패스트푸드, 가공식품, 인스턴트식품 등이다. 이런 음식은 에너지를 내는 칼로리는 높지만 상대적으로 영양소는 부족하다. 많이 먹어서 살은 쪘지만 영양소를 제대로 얻지 못한 것이다.

다이어트 중 영양제 복용은 필수

비만한 사람이 정상체중인 사람에 비해 영양소, 특히 미량영양소 결핍이 많이 관찰된다는 연구결과는 미량영양소 결핍이 비만의 원인이거나 악화요인일 수 있다는 뜻이 된다. 실제로 미량영양소가 부족해지면 식욕이 증가한다. 감정 기복이 심해지고 스트레스에 대한 저항력이 약해진다. 수면의 질도 떨어진다. 모두 비만의 위험인자로 꼽히는 요소들이다.

비만한 사람에게 비타민이나 미네랄 같은 미량영양소를 보충해주면 체중이 줄어든다는 연구 결과들이 제법 있다. 비타민B$_6$, 비타민B$_{12}$, 크롬 등이 포함된 종합비타민제를 꾸준히 복용하게 했더니 영양제 복용군이 대조군에 비해 체중 증가가 적게 나타났다는 보고도 있다. 이러한 결과들을 놓고 보면 미량영양소 결핍이 체중 증가를 일으킬 수 있고, 이를 보충해주는 것이 체중감량에 도움 될

지방 대사 키우는 스위치온 다이어트

영양제를 챙겨 먹으면
다이어트에 도움이 된다

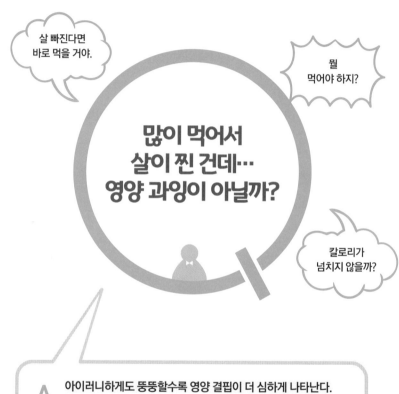

살 빠진다면
바로 먹을 거야.

뭘
먹어야 하지?

많이 먹어서
살이 찐 건데…
영양 과잉이 아닐까?

칼로리가
넘치지 않을까?

A 아이러니하게도 뚱뚱할수록 영양 결핍이 더 심하게 나타난다.
많이 먹어서 살은 쪘지만 영양소를 제대로 얻지 못한 것이다. 종합
비타민&미네랄 제제, 오메가3지방산, 유산균 등은 건강을 위해서도 좋고,
다이어트에도 도움이 된다.

수 있음을 보여준다.

　그런데 여기서 한 가지 짚고 넘어갈 점이 있다. 비만한 사람에게 미량영양소 결핍이 나타나는 이유는 섭취량이 부족한 탓도 있지만 소모량의 문제이기도 하다는 점이다. 비만한 사람에게는 특히 지용성비타민의 결핍이 자주 나타나는데, 지용성비타민은 '지방조직'에 비축되기 때문에 체내에서 제대로 이용되지 못해 결핍 상태가 될 수 있다. 비타민D가 대표적인 예로, 대부분의 비만한 사람들에게서 비타민D 부족이 관찰된다.

　항산화영양소도 더 많이 사용된다. 몸속에 지방이 과도하게 쌓이면 지방조직에서 염증을 일으키는 물질이 분비되어 전신에 만성염증이 잘 생긴다. 몸이 무겁고 쉽게 피로를 느끼며, 화장실 가기가 힘들어지는 것도 이 때문이다. 전신의 만성염증으로 인해 비타민A, 비타민C, 비타민E, 셀레늄 같은 항산화영양소가 부족해지기 쉽다.

　비만한 사람들은 장내 환경도 좋지 못하다. 섭취한 음식에서 영양소를 잘 흡수하지도 못하고 이용하지도 못한다. 게다가 장내세균의 분포에서 상대적으로 유익균이 부족해지면 유익균에 의한 영양소 생성도 줄어든다. 따라서 다이어트를 할 때에는 이러한 문제들을 해결할 수 있는 영양제의 보충이 필요하다.

영양제로 인슐린 저항성과 렙틴 저항성을 개선하자

미량영양소의 결핍은 무엇보다 인슐린 저항성과 렙틴 저항성을 악화시킨다. 이를 개선하려면 필요한 영양소를 충분히 공급해주어야 하는데, 음식으로 필요한 영양소를 다 공급하면 칼로리도 덩달아 올라갈 수밖에 없다. 이럴 때는 영양제가 효과적이다. 렙틴 저항성과 인슐린 저항성을 개선하는 데에는 다음의 영양소가 도움이 된다.

● 오메가3지방산

중성지방 수치가 높으면 렙틴이 뇌에 신호를 전달하는 과정에 문제가 생긴다. 이럴 때는 중성지방 수치를 낮춰주는 오메가3지방산을 섭취하는 게 좋다. 중성지방 수치가 떨어지면 렙틴의 기능도 개선된다.

오메가3지방산은 간에서 지방이 합성되는 것을 억제하며, 간과 근육에서 지방이 에너지원으로 사용되도록 돕는다. 동물실험이나 임상연구를 통해 오메가3지방산이 인슐린 저항성을 개선해준다는 사실은 이미 잘 알려져 있다.[11]

● 비타민D

비만한 사람 10명 중 8~9명에서 체내 비타민D 결핍이 관찰된다. 뚱뚱하면서 비타민D가 부족한 사람은 그렇지 않은 사람에 비해 인슐린 저항성이 훨씬 심하게 나타났다. 명확한 이유는 아직 밝혀지지 않았지만 비타민D가 인슐린 분비나 기능에 어떤 역할을 하는 것으로 추측하고 있다. 실제로 비타민D 수치가 높을수록 당뇨병 발병 위험이 낮아지며, 당뇨병 환자에게 비타민D를 복용하게 하면 인슐린 저항성이 개선된다는 연구결과들이 있다. 반면, 비타민D의 보충이 당 대사 조절에 효과가 없었다는 연구결과도 있으므로 모든 사람에게 같은 결과를 기대할 순 없다.

● 크롬

'크롬'이라고 하면 흔히 중금속을 떠올리는데, 중금속 크롬과 미량영양소 크롬은 다르다. 크롬은 우리 몸에 꼭 필요한 미네랄로서 소고기, 버섯, 브로콜리, 통곡류, 치즈 등에 소량씩 함유되어 있다. 평소 음식을 골고루 섭취한다면 결핍될 염려가 없지만 백미나 밀가루처럼 정제한 탄수화물이나 가공식품을 많이 먹는다면 결핍되기 쉽다. 크롬은 지방을 분해하고 근육 생성을 돕기 때문에 다이어트에 도움이 되고, 무엇보다 인슐린 작용을 도와 당 대사에서 중요한 역할을 하는 것으로 알려져 있다. 인슐린 저항성을 개선시키는 매우 중요한 미네랄인 만큼 당뇨병 환자에게 매우 중요한 영양소다. 당뇨병 환자가 크롬을 하루 $200\mu g$ 이상 3개월간 꾸준히 복용

지방 대사 기능 스위치온 다이어트

했더니 당화혈색소와 공복혈당이 떨어졌다는 연구결과가 있다.

● 비오틴

비오틴의 다른 명칭은 비타민B_7으로 비타민B군으로 분류된다. 동물실험에서 비오틴이 결핍되면 인슐린 저항성이 생기고 비오틴을 보충하면 인슐린 저항성이 개선된다는 사실이 발견되었고, 당뇨병 환자에게 비오틴을 섭취하게 하니 공복혈당과 공복인슐린 수치가 개선되었다는 임상연구 결과가 있다.

기본적으로 비오틴은 대사 작용을 촉진하는 역할을 하는데, 음식으로 섭취해야 하는 일반 비타민들과 달리 장내세균에 의해 합성되므로 결핍될 일은 거의 없다. 하지만 장내 환경이 악화되면 비오틴 합성이 잘 이루어지지 않아서 결핍될 수 있다. 달걀노른자, 통곡류, 생선, 견과류, 콩류 등에 비오틴이 많다.

● 아연

아연은 인슐린 합성과 분비에 필요한 영양소다. 연구결과를 보면 비만한 사람은 혈중 아연 농도가 정상보다 더 낮은 것으로 나타난다. 아연 수치가 낮으면 당 조절이 잘 안 되고 인슐린 저항성이 잘 발생해서 당뇨병과 심장병으로 이어지기 쉽다.

당뇨병 환자가 아연보충제를 꾸준히 복용하면 좋은 콜레스테롤

(HDL) 수치는 증가하고 중성지방 수치는 떨어진다. 당뇨병이 없더라도 비만한 사람이 꾸준히 아연보충제를 복용하면 인슐린 저항성을 개선하는 데 도움이 된다. 한편, 아연보충제가 인슐린 저항성 개선에 도움이 되지 않는다는 연구결과도 있어서[12] 모든 사람에게 동일한 결과를 기대할 순 없다.

● 마그네슘

마그네슘은 렙틴과 아주 관련이 높은 영양소다. 당뇨병 환자는 렙틴 수치가 높을수록 소변에서 마그네슘이 많이 빠져나간다. 그래서 혈중 렙틴 농도가 증가한 상태에서 마그네슘 농도는 떨어져 있는 소견이 흔히 관찰된다. 마그네슘은 뇌 시상하부에서 렙틴 민감성을 높여주므로 체내에 마그네슘이 많을수록 렙틴 저항성이 개선된다. 마그네슘이 부족하지 않게 유지되어야 인슐린이 정상적으로 작동을 하고 혈당 역시 안정적으로 유지된다.

● 알파리포산

알파리포산(Alpha-Lipoic Acid, ALA)은 천연 항산화영양소다. 활성산소는 우리 몸에서 인슐린 저항성을 일으키고 악화시키는 역할을 하므로 활성산소를 잡는 알파리포산을 복용하면 인슐린 저항성이 개선되는 건 당연하다. 한 연구결과에서는 알파리포산을 하루 300mg

지방 대사 커는 스위치온 다이어트

씩 8주간 꾸준히 복용하게 했더니 공복혈당이 감소하고 인슐린 저항성이 개선되었다. 일반적인 권장량은 300~600mg이다.

● 코엔자임Q10

코엔자임Q10(Coenzyme Q10, 코큐텐)은 에너지 생성에 중요한 역할을 하는 항산화영양소다. 활성산소를 줄이고 만성염증을 개선할 뿐 아니라 체내 발전소인 미토콘드리아에서 ATP를 만들어내는 데 관여한다. 심장, 간, 신장 등 에너지를 많이 내는 장기에 많이 분포한다.

젊은 사람은 체내에 코큐텐이 풍부하지만 나이가 들수록, 활동량이 줄수록 생성량이 줄어들고 50세가 넘으면 크게 줄어든다. 최근 코큐텐을 보충하는 것이 대사증후군과 비만 치료에 도움이 된다는 연구결과들이 나오고 있다. 일반적인 권장량은 50~400mg이며 체중감량을 위해서는 하루 100~200mg을 권장한다.

영양제를 먹으면 살이 빠질까?

비만 환자에게 비타민과 미네랄을 보충제로 꾸준히 복용하게 하면 체중이 줄어든다는 연구결과가 적지 않다. 약 1만 5,000여 명의 코호트 연구 집단에게 10년 동안 14종의 영양제를 꾸준히 복용하게 한 결과, 약 4,700여 명의 비만한 사람에게서 멀티비타민, 비타민B$_6$, 비타민B$_{12}$, 크롬이 체중 증가를 막아주는 효과를 보였다. 예를 들어 크롬의 경우, 복용하지 않은 사람이 남성 5.3kg, 여성 6.3kg의 체중 증가를 보인 데 반해, 하루 150mcg 이내로 복용한 사람은 남성 2.7kg, 여성 3.6kg 증가했다. 또 하루 150mcg 이상 섭취한 사람은 남성 1.4kg, 여성 1.4kg 증가하는 데 그쳤다.[13] 그런 가 하면, 비만한 중국 성인 여성 283명을 대상으로 26주간 종합비 타민미네랄 제제를 복용하게 했을 때 체중, 허리둘레, 혈압, 체지방 의 변화를 관찰한 연구에서도 복용한 사람이 모든 항목에서 수치 가 감소했다.[14]

하지만 이 같은 연구결과에도 불구하고 종합비타민미네랄 제제 를 먹으면 살이 빠진다는 주장이 학자들에게 인정받고 있지 못하 다. 체중감량에 도움이 되지 않는다는 연구결과들도 있는 데다 긍 정적인 효과를 보였던 연구결과 중에는 비타민보충제 판매업체에 서 연구비를 지원받아 진행한 경우도 있어서 철저히 객관적인 시 각으로 연구했는지 의심스러운 면이 있기 때문이다.

따라서 나도 몇 가지 긍정적인 연구결과만을 추려서 보여주고 영양제를 먹어야만 살이 빠진다고 주장하는 건 아니다. 나의 진료 경험과 각종 연구결과를 토대로 의견을 제시하는 것이다. 미량영양 소 결핍이 체중 증가를 일으키는 건 분명해 보이기 때문에 이를 보 충해주는 것이 체중감량에 도움이 된다는 생각에는 변함이 없다.

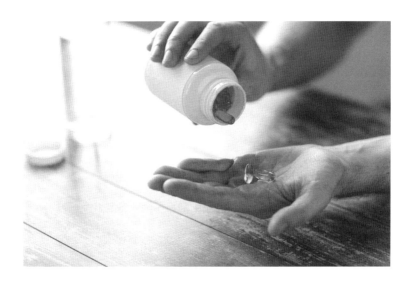

다이어트를 할 때 영양제를 챙겨 먹는 것은
선택이 아닌 필수다.

어떤 영양제를 먹어야 할까?

그렇다면 어떤 영양제를 얼마나 먹어야 할까? 이론적으로는 모든 비타민과 미네랄이 충분히 들어 있는 '울트라수퍼 종합영양제' 한 알만 먹으면 된다. 하지만 이런 비타민 제제는 만들 수도 없을뿐더러, 만든다 해도 너무 커서 한 번에 삼킬 수 없다. 현재로선 비타민과 미네랄이 종류별로 골고루 들어 있는 종합비타민제를 복용하면서 부족한 영양소를 몇 가지 더 챙겨 먹는 게 최선이다.

첫째, 비타민과 미네랄이 고루 들어 있는 종합비타민미네랄 제제를 선택해 복용한다. 이왕이면 영양성분표를 확인했을 때 비타민B군 함량이 충분한 제품을 추천한다. 지금 복용중인 종합비타민제에 비타민B군 함량이 그다지 높지 않다면 비타민B군이 강화된 보충제를 추가하면 좋다.

둘째, 오메가3지방산을 먹는다. 인슐린 저항성과 렙틴 저항성을 개선하기 위해 보충제로 섭취하는 게 좋다. 캡슐 자체의 함량이 아니라 내용물 중 DHA와 EPA 함량이 600mg 이상인 제품을 골라 하루 1.2g 이상 섭취한다.

셋째, 프로바이오틱스 유산균을 섭취한다. 프로바이오틱스는 장에서 건강에 유익한 작용을 하는 미생물을 통칭하며, 프로바이오틱스의 먹이가 되는 식이섬유나 올리고당을 프리바이오틱스라고 한다. 이 두 가지가 합쳐진 '신바이오틱스'를 섭취하는 게 가장 좋다.

지방 대사 키는 스위치온 다이어트

이상의 세 가지는 건강을 위해 누구나 섭취하면 좋은 영양제로 인슐린 저항성과 렙틴 저항성을 개선하는 데에도 꼭 필요하다. 여기에 몇 가지를 더 추가한다면, 넷째, 비타민C를 하루 1~3g 복용한다. 비타민C는 수용성이라 한 번에 3g을 복용하는 것보다 0.5~1g을 3회에 나눠 복용하는 것이 좋다. 다섯째, 지방 분해에 도움이 되는 칼슘·마그네슘·비타민D 복합제제를 추가한다. 비타민D 함량이 충분하지 않다면 별도로 비타민D보충제를 추가하는 게 좋다. 여섯째, 강력한 항산화영양소인 코엔자임Q10이나 알파리포산을 섭취한다.

방송에 소개된
'저탄수화물 고지방 다이어트' 유감

2016년 가을, 한 지상파방송에서 소개한 저탄수화물 고지방 다이어트는 수년 전 간헐적 단식의 돌풍을 재현하듯 방송 이후 6개월 정도 대한민국을 들썩이게 했다. 이 다이어트 방법은 전에 없는 새로운 것이 아니었지만 방송의 위력은 어마어마해서 전국에서 버터가 동이 나고 삼겹살 매출이 급증했는가 하면, 대한가정의학회, 대한비만학회 등 6개 전문 학회에서 국민 건강이 걱정된다며 성명서를 내기도 했다.

저탄수화물 고지방 다이어트(Low-Carbohydrate, High-Fat Diet, LCHF)는 단백질 섭취량은 평소대로 유지한 채 탄수화물 섭취량을 최대한 줄이고(하루 총 섭취량의 10%) 그 빈자리를 지방 섭취량(하루 총 섭취량의 70%)으로 채우는 다이어트법이다. 이렇게 먹으면 칼로리 섭취량이 아무리 많아도 절대 살찌지 않는다고 주장하니 귀가 솔깃할 수밖에 없다.

그런데 방송에 소개된 내용은 실제 학자들이 주장하는 LCHF와 조금 차이가 있다. 나는 비만전문의로서 그 차이가 무엇인지, 어떤 점이 문제가 될 수 있는지를 일반 독자에게 설명할 필요가 있겠다는 생각이 들었다. 그럼 이제부터 차근차근 짚어보도록 하자.

치즈, 소고기, 돼지고기, 연어, 고등어는 방송에서 고지방식으로 추천한 대표적인 음식이다. 그런데 이 음식들은 사실 '고지방' 음식이 아니라 '고단백' 음식이다. 상대적으로 지방이 많이 들어 있긴 하지만 그래도 단백질 음식이다. 그런데 이런 음식들로 총섭취량의 70%를 지방으로 채우려면 단백질 섭취량이 늘어날 수밖에 없다. 단백질을 평소와 비슷하게 먹으면서 지방 섭취량을

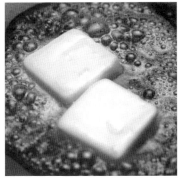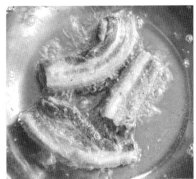

늘리고자 한다면, 여기에 버터, 코코넛오일, 올리브오일 같은 100% 지방을 일부러 더 먹어야 한다. 그래야 엇비슷하게 기준을 맞출 수 있다. 하지만 이걸 실천하기가 만만치 않다.

그런데 이보다 더 실천하기 어려운 건 탄수화물 섭취량을 10% 이하로 줄이는 일이다. 하루 50g 미만을 섭취해야 하는데, 아예 탄수화물을 먹지 않겠다고 작정을 해도 하루 20g 정도는 먹을 수밖에 없다. 탄수화물은 쌀이나 밀가루, 감자, 고구마에만 들어 있는 게 아니라 많고 적음의 차이가 있을 뿐 단백질 식품이나 채소에도 들어 있기 때문이다. 밥이나 밀가루 음식을 먹지 않아도 채소, 토마토, 견과류 등을 통해 탄수화물을 50g 넘게 섭취할 수 있다. 따라서 이 방법은 '저탄수화물 고지방'이 아니라 '탄수화물 철저 제한, 고단백 고지방' 다이어트라고 해야 더 정확하다.

이 방법은 확실히 다이어트 초반에는 체중감량 효과가 있어 보인다. 고단백 고지방 식품을 많이 먹어서가 아니라 탄수화물을 철저하게 제한하기 때문이다. 탄수화물을 제한하고 지방 섭취량을 늘리면 인슐린에게 휴식을 주기 때문에 인슐린 저항성이 개선되는 효과가 있다.

하지만 이 다이어트를 오랫동안 계속하면 오히려 인슐린 저항성이 나타나거나 더 심해진다는 연구결과들이 많다. 동물실험에서는 탄수화물을 지나치게 제한한 결과, 당 조절 능력이 떨어지고 인슐린을 분비하는 췌장의 베타세포 크기가 줄었다는 연구결과가 있다. 무엇보다 가장 흔한 부작용은 '치료 중단' 이다. 입에 맞지 않는 식단 때문에 다이어트를 지속하지 못하는 경우가 가장 많다.

그렇다면 지방은 어떨까? 저탄수화물 고지방 다이어트에서 주장하는 대로 지방을 많이 먹어도 건강에는 괜찮은 걸까?

물론 그렇지 않다. 특히 동물성지방에 많이 함유된 포화지방이 문제가 된다. 포화지방이 우리가 생각하는 것만큼 해롭지 않다는 주장도 있지만, 아직까지 주류의학은 심혈관질환을 예방하기 위해선 포화지방 섭취량을 조절해야 한 다고 강조한다. 저탄수화물 고지방 다이어트에서는 인슐린 분비를 강조한다. 탄수화물과 단백질은 인슐린 분비를 자극하지만, 지방은 인슐린을 자극하지 않기 때문에 효과적이라고 한다. 그러면 탄수화물을 제한하고 고지방 식단 으로 음식을 먹으면 인슐린 저항성이 좋아질까? 연구결과는 그렇지 않다. 동 물실험을 보면 고지방식을 주었을 때 만성염증이 악화되고 인슐린 저항성이 나타난다.

탄수화물을 먹으면 근육세포가 포도당을 에너지원으로 사용하니까 포도당 을 글리코겐 형태로 근육세포에 축적한다. 하지만 탄수화물을 제한한 상태에 서 고지방식을 하면 근육세포가 포도당 대신 지방을 에너지원으로 사용하게 되면서 오히려 근육에 지방을 쌓아두려고 한다. 그래서 근육 내 지방량이 늘 어난다. 근육 내 지방이 늘어나면 근육의 미토콘드리아가 손상되고 인슐린 저항성이 생긴다. 간에서도 글리코겐을 축적하는 대신 지방이 쌓이면서 지방 간이 나타난다. 동물실험 결과이긴 하지만 사람에게도 비슷한 결과가 나올 거라 생각한다.

무엇보다 인슐린 저항성이 있는 사람이 포화지방 섭취량을 늘리면 만성염증 이 심해지고 인슐린 저항성이 악화된다. 지방 섭취량을 의도적으로 늘린 고지방식을 하면 장내 유익균이 줄고 유해균이 늘어난다. 장내 환경이 바뀌고 만성염증이 더 악화될 수 있다.

고지방이 포만감을 주기 때문에 다이어트에 도움이 되는 것이라고 주장하기도 하는데, 사실 포만감을 주는 데엔 지방보다 단백질이 더 효과적이다. 삶은 달걀과 버터만 각각 먹게 했을 때 누가 더 먼저 포만감을 느끼면서 젓가락을 내려놓을까?

지방은 포만감보다 느끼함 때문에 많이 못 먹는다. 코코넛오일과 버터가 들어간 '방탄커피'를 마셔본 경험이 있는 사람이라면 잘 이해할 것이다. 과연 포만감 때문에 입맛이 떨어지는지 느끼함 때문에 입맛이 떨어지는지….

3주 스위치온 다이어트 프로그램

몸이 바뀌는
최소한의 기간

3주면 내 몸이 지방을 쓰는 몸으로

바뀌기 때문에 다이어트 후에도

요요가 급격히 찾아오지 않는다.

3주 후에는 약간의 예외도 허용된다.

3주면 내 몸이 지방을 쓰는
시스템에 적응한다

자, 이제는 실전에 나설 차례다. 꺼져버린 지방 대사를 다시 켜는 데 3주면 된다. 물론 3주는 최소한의 기간이다. 이 기간 동안 잘 실천하면 렙틴 저항성과 인슐린 저항성이 개선되면서 지방을 잘 쓰는 몸으로 바뀌게 된다.

거듭 강조하지만, 가장 중요한 것은 '단 한 번의 예외도 없는' 실천이다. 지방 대사를 켜는 데 성공하느냐 실패하느냐는 모두 여기에 달려 있다. 그동안 수많은 사람들의 경과를 지켜보면서 얻은 결론이다. 잘 실천하다가도 몸이 바뀌기 전에 술이나 밀가루 같은 금기식품을 한두 번 먹으면 곧바로 예전 상태로 돌아간다. 그런데 3주 동안 철저히 실천한 사람들은 4주 차에 한두 번 실수를 해도 몸이 쉽게 돌아가지 않았다. 그러니 다이어트를 결심했다면 3주만 최선을 다해 집중해보자.

스위치온 다이어트는 탄수화물을 철저히 제한하는 것으로 시작한다. 3일 동안 탄수화물을 최소한으로 제한하고 채소와 단백질 식품 위주로 섭취한다. 3일이 지나면 조금씩 탄수화물 섭취량을 늘려간다.

첫 주가 지나 체성분 검사를 해보면 개개인에 따라 결과 차이가 크게 나타난다. 1장에 소개한 참가자들의 결과에서도 확인했듯, 어떤 사람은 처음부터 체지방이 잘 빠지는가 하면 어떤 사람은 수분과 근육만 빠지고 체지방은 별로 빠지지 않는 결과를 보인다. 실천 여부도 다르고 각각의 몸 상태도 모두 다르기 때문이다. 지방 대사를 켜는 데 어떤 사람은 약간의 워밍업만으로도 충분하지만, 어떤 사람은 워밍업이 조금 더 필요할 수 있다. 1주 후의 결과는 현재 내 몸의 상태를 나타내는 것이다. 결과에 일희일비하지 말고 계속 진행하자.

2주가 지나면 첫 주에 빠졌던 근육량이 조금씩 회복되면서 체지방이 본격적으로 빠지기 시작한다. 슬슬 지방 대사에 발동이 걸리는 시기다. 그런데 이때부터 마음이 흔들리기 시작한다. 금기식품의 유혹에 넘어갈 뻔한 위기가 몇 번 찾아온다. 유혹에 넘어가 금기식품을 섭취하면 기다렸다는 듯이 몸이 예전 상태로 돌아간다. 다시 근육이 빠지거나 체지방 감량 폭이 줄어든다. 지금까지의 노력이 물거품이 되지 않도록 마음을 다잡고 3주만 잘 버텨보자.

비만의 정도가 아주 심하거나 살이 찐 지 오래된 사람들 중 일부는 3주가 지나야 비로소 근육 손실이 멈추고 체지방이 빠지기도 한다. 그러나 다이어트를 시작한 첫 3주가 매우 중요하다는 것은 똑같다. 지방 대사 스위치가 빨리 켜지느냐, 늦게 켜지느냐의 차이일 뿐이다.

3주면 내 몸이 지방을 쓰는 몸으로 바뀌기 때문에 다이어트 후에도 요요가 급격히 찾아오지 않는다. 3주 후에는 약간의 예외도 허용된다. 어쩌다 한 번 금기식품을 먹어도 지속적으로 체지방을 줄여나갈 수 있다.

3주간의 금기식품

- 술(종류에 관계없이 한 모금도 입에 대면 안 됨)
- 설탕류(정백당, 액상과당)
- 설탕이 들어간 청량음료, 커피믹스, 과자, 사탕, 도넛, 아이스크림, 주스, 당분이 첨가된 우유·두유 등
- 트랜스 지방(과자, 라면, 도넛, 냉동피자, 전자렌지용 팝콘, 튀김 요리)
- 밀가루 음식(빵, 케이크, 국수, 파스타, 라면, 자장면, 우동 등)
- 커피 등 카페인 함유 음료(2주 차부터 1잔 허용)
- 포화지방(삼겹살, 갈비, 곱창)
- 짠 음식(소금, 양념장, 젓갈류, 찌개나 국의 국물)

렙틴 저항성을 개선시켜
꺼진 지방 대사를 다시 켤 준비를 한다

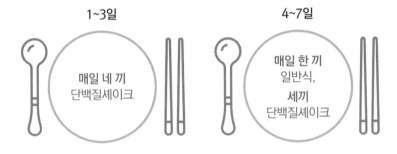

1~3일

매일 네 끼
단백질셰이크

4~7일

매일 한 끼
일반식,
세끼
단백질셰이크

첫 3일은 탄수화물을 철저히 제한한다

1주 차의 핵심 미션은 '탄수화물 제한'이다. 인슐린 저항성과 렙틴 저항성을 빠른 시간 안에 개선시키기 위해서는 극단적인 방법이 필요하다. 다이어트를 시작한 첫 3일 동안은 아침, 점심, 간식, 저녁, 하루 4끼를 단백질셰이크만 물에 타서 먹는다. 한 끼에 순단백질로 남성 20~30g, 여성 15~20g 정도 섭취하면 된다. 입맛에 맞지 않아 먹기 힘들면 당이 첨가되지 않은 두유에 타서 먹어도 좋다. 두유에 단백질이 6g 들어 있으므로 나머지는 단백질셰이크 양을 조절해 먹는다. 단백질셰이크는 종류가 다양하지만 체중감량이 목적이라면 유청단백질을 선택하는 것이 좋다.

탄수화물을 제한해야 빠르게 지방을 쓰는 몸으로 바꿀 수 있다. 우리 몸속 탄수화물 냉장고가 비어야 인슐린 호르몬 수치가 바닥으로 떨어져 지방 대사 모드에 'On'이 들어올 수 있다.

중간에 허기가 진다면 당이 첨가되지 않은 시큼한 플레인요거트나 녹황색 채소, 오이, 두부나 연두부 등을 먹는다. 물이나 허브티는 많이 마셔도 괜찮다. 영양제는 프로바이오틱스나 신바이오틱스만 아침저녁으로 복용한다. 장을 쉬게 하면서 동시에 장내 환경을 개선해서 만성염증을 줄여준다.

첫 3일 동안 배고픔을 어떻게 참을까 미리 걱정하는 사람들이 있는데, 일단 해보면 생각보다 배고픔이 심하지 않다는 걸 알게 될 것이다. 단백질셰이크의 포만감이 생각보다 길게 가고, 음식 생각이 많이 나지만 참지 못할 정도는 아니다. 단 음식은 단 음식을 부르고 탄수화물 음식은 탄수화물 음식을 부른다. 아침부터 탄수화물 음식을 먹어 혈당을 높이면 혈당이 떨어지면서 또다시 탄수화물에 대한 욕구가 생기지만, 이를 제한하면 혈당이 큰 폭으로 오르

내리지 않기 때문에 그 욕구가 자연스럽게 줄어든다.

하루 4끼 단백질을 잘 챙기자

탄수화물 섭취를 제한하면 어쩔 수 없이 근육이 빠질 수밖에 없다. 그래서 단백질을 충분히 섭취하는 것이 중요하다. 우리의 목표는 근육량은 유지하면서 체지방만 줄이는 것이다. 근육량을 유지하려면 총 섭취량을 줄여서 전체적인 에너지 밸런스를 (-)로 유지하더라도 단백질 밸런스만큼은 (+)를 유지해야 한다. 섭취에너지가 부족해도 근육의 재료가 되는 단백질을 충분히 섭취하면 근육 손실을 최소한으로 막을 수 있다.

무엇보다 단백질은 탄수화물보다 포만감을 오래 지속시킨다. 탄수화물 섭취를 제한하더라도 단백질을 충분히 섭취하면 섭취 칼로리가 줄어들어도 배고픔을 덜 느낄 수 있어 다이어트를 지속하는 데 도움이 된다. 다만, 단백질은 소화 흡수가 상대적으로 어려운 영양소라서 한 끼에 왕창 먹는 것보단 나누어 섭취해야 흡수율을 높일 수 있다. 하루 4번 매 끼니 단백질을 챙겨 먹어야 하는 이유다.

깨어 있는 10~12시간 동안 3~4시간 간격으로 단백질을 잘 섭취하면 우리 몸은 일정한 간격으로 음식이 들어오기 때문에 전체적인 섭취량이 줄어들어도 '위기상황'이라는 긴장감을 갖지 않는다. 그래서 지방을 쉽게 내놓을 수 있게 된다. 3~4시간 간격으로 4 끼를 먹으면 자연스럽게 12~14시간 공복 상태를 유지할 수 있어 생체리듬을 회복하는 데도 도움이 된다.

4일째부터는 점심 한 끼를 일반식으로 먹는다

4~7일째에는 단백질셰이크 섭취를 하루 3번으로 줄이고 점심 때만 현미잡곡밥 1/2공기에 채소와 단백질 반찬으로 일반식을 한다. 현미잡곡밥은 1/2공기를 넘기면 안 되지만 채소와 단백질 식품은 먹고 싶은 만큼 많이 먹어도 된다.

현미잡곡밥 대신 렌틸콩이나 퀴노아를 넣어 지은 밥을 먹어도 좋다. 이런 식품을 구입하기 어렵다면 흰쌀밥도 허용된다. 단, 흰쌀밥은 1/3공기 정도로 더 적게 먹는다. 채소와 양질의 단백질, 좋은 지방을 잘 섭취하면 렙틴 저항성이 빠르게 좋아진다.

아울러 이때부터 종합비타민제를 포함한 영양제를 아침저녁으로 꾸준히 복용한다. 비만의 정도가 심하거나 40대 이상인 사람은 항산화 효과가 크고 미토콘드리아를 활성화시키는 코엔자임Q10이나 알파리포산을 추가해서 먹으면 좋다.

개인에 따라 차이가 있지만 스위치온 다이어트를 시작하고 갑자기 탄수화물 섭취를 끊으면 두통이나 어지럼증, 메슥거림, 무력감

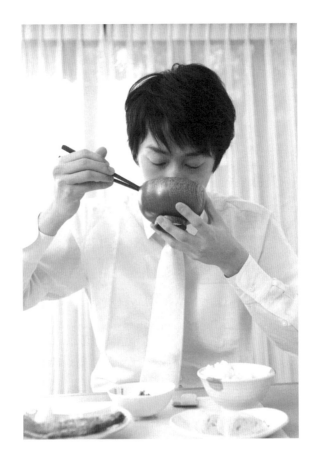

점심때만 현미잡곡밥 1/2공기에
채소와 단백질 반찬으로 일반식을 한다.

지방 대사 키우는 스위치온 다이어트

등의 탄수화물 금단증상이 나타날 수 있다. 하지만 4일째부터 점심때 현미잡곡밥으로 탄수화물을 섭취하면 증상이 사라진다. 탄수화물 금단증상이 심하게 나타났다면 그만큼 탄수화물 중독 상태가 심했다고 생각해볼 수 있다.

1주일 만에 지방 대사를 다시 살리는 것은 쉽지 않은 일이다. 1주 후에 체지방이 빠졌다면 그래도 지방 대사가 그럭저럭 돌아가고 있는 몸이다. 체지방은 별로 안 빠지고 근육과 수분만 빠졌다면 그만큼 지방 대사가 꺼진 지 오래되었다는 증거다. 이런 경우는 2주 차부터 좀 더 철저히 탄수화물 섭취량을 제한하고 운동을 열심히 해야 한다. 지방 대사가 본격적으로 켜지는 데 조금 더 시간이 걸린다는 뜻이지 안 빠진다는 뜻은 아니다.

생체리듬을 회복하고 살 안 찌는 생활습관을 시작한다

식욕과 에너지 밸런스를 다루는 우리 몸의 조절시스템은 아주 복잡하기 그지없다. 렙틴 호르몬과 인슐린 호르몬에 영향을 미치는 것은 식사만이 아니다. 그것에 영향을 주는 다른 요인들도 바로잡아야 한다. 그런 의미에서 살을 빼고 싶다면 생체리듬을 회복하고 살을 찌우는 생활습관을 끊어야 한다.

스위치온 다이어트가 시작되면 하루 4끼 식사의 내용만이 아니라 생체시계를 돌려놓는 일도 병행해야 한다. 생체리듬이 깨지면 식욕 조절 호르몬 분비에 교란이 와서 체지방이 계속 늘어나게 된다. 수면-각성 주기, 단식-섭식 주기를 되돌려놓는 것이 시작이다. 7시간 이상(최소 6시간 이상)의 숙면과 14시간 공복을 가장 권장한다.

술, 담배, 블랙커피 같은 중독성 있는 음식과 정제탄수화물, 액상과당, 트랜스 지방 등을 삼가는 것도 중요하다. 이런 음식들은 렙틴 저항성을 일으킨다. 또 오래 앉아 있는 것을 피하고 30분마다 일어나서 가볍게 움직인다. 하루 8컵 이상 물을 충분히 마시고, 최소 6시간 이상 숙면한다. 수면 시간에는 자정부터 새벽 4시가 반드시 포함되어야 한다. 기상 시간과 잠자는 시간도 가급적 일정하게 유지하고, 대사가 원활히 이루어지도록 영양제도 섭취해야 한다.

안 해야 할 것도 많고 해야 할 것도 많다. 그만큼 고치고 바꿔 나가야 할 생활습관이 많다는 뜻이다. 스위치온 다이어트 중에 금지하거나 허용하는 식품과 생활습관은 평생의 습관으로 가져가도 좋은 것들이다.

지방 대사 키는 스위치온 다이어트

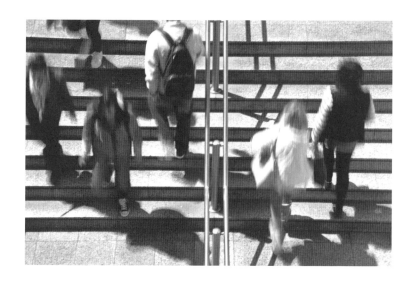

한 시간에 한 번은 일어나서 스트레칭을 하고
틈 나는 대로 자주 걷자.

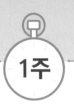

1주

1~3일 식사 원칙

목표 » 장 해독과 생체리듬 개선

1 하루 4끼(아침, 점심, 오후 간식, 저녁) 단백질셰이크만 먹는다. 물 또는 무가당 두유에 타서 1컵씩 마신다.

2 허기가 질 때에는 플레인요거트(무가당), 녹황색 채소, 오이, 코코넛오일, 올리브오일, 두부, 연두부 중에서만 먹는다.

3 물은 하루 8컵 이상 충분히 마시고, 허브티 외의 음료는 마시지 않는다.

4 저녁식사는 잠자리에 들기 4시간 전에 끝내고, 12~14시간 공복을 반드시 유지한다.

5 아침과 저녁에 신바이오틱스 혹은 프로바이오틱스를 복용한다.

허용식품 플레인요거트(무가당) | 두부, 연두부 | 양배추, 무, 당근, 오이, 브로콜리 | 코코넛오일, 올리브오일, 냉압착 들기름 | 양파, 마늘, 고춧가루, 식초, 후추, 강황, 허브 | 녹차, 허브티

식사 원칙

목표 » 렙틴 저항성 개선

1 하루 3끼(아침, 오후 간식, 저녁) 단백질셰이크를 섭취한다. 물 또는 무가당 두유에 타서 1컵씩 마신다.

2 허기가 질 때에는 아래 허용식품 중에서만 먹는다.

3 점심식사로 현미잡곡밥 1/2공기(혹은 흰쌀밥 1/3공기)에 채소 · 해조류 · 버섯류와 단백질 식품(달걀·생선·살코기)을 양껏 먹는다.

4 물은 하루 8컵 이상 충분히 마시고, 허브티 외의 음료는 마시지 않는다.

5 저녁식사는 잠자리에 들기 4시간 전에 끝내고, 12~14시간 공복을 반드시 유지한다.

6 아침과 저녁에 신바이오틱스 혹은 프로바이오틱스 1포, 종합비타민 1~2정, 오메가3지방산 1~2캡슐, 비타민C 0.5~1g을 복용한다. 여기에 아침에 코엔자임Q10 1정을, 취침 전 칼슘 · 마그네슘 2정과 비타민D보충제를 추가로 복용하면 더 좋다.

허용식품 플레인요거트(무가당) | 두부, 연두부 | 양배추, 무, 당근, 오이, 브로콜리 | 아보카도 | 코코넛오일, 올리브오일, 냉압착 들기름 | 양파, 마늘, 고춧가루, 식초, 후추, 강황, 허브 | 녹차, 허브티 | 생선, 생선회, 해산물(굴, 조개, 새우, 게, 가재, 오징어, 낙지, 문어) | 닭고기(껍질 벗긴 속살), 삶은 돼지고기(수육), 달걀 | 해조류(미역, 다시마, 톳), 버섯류 | 와사비, 저염간장(약간)

생체리듬을 회복하기 위한 실천사항

점검사항	1일	2일	3일	4일	5일	6일	7일
12~14시간 공복 상태를 잘 유지했다							
수면 시간을 하루 6시간 이상 유지했다 (자정부터 새벽 4시까지 포함)							
아침에 개운하게 일어났다(숙면을 취했다)							
아침식사로 단백질셰이크를 챙겨 먹었다							
점심식사를 챙겨 먹었다(1~3일은 단백질셰이크)							
20~30분 정도 낮잠을 잤다							
낮 시간에 햇볕을 쬐면서 30분 이상 걸었다							
오후 간식으로 단백질셰이크를 챙겨 먹었다							
저녁식사를 취침 4시간 전에 끝냈다							
고강도 인터벌운동 혹은 근력운동을 했다							
오래 앉아 있는 시간을 줄이고 30분마다 몸을 움직였다							

다이어트 중에 코코넛오일을 먹어도 되나요?

스위치온 다이어트에서는 1주 차부터 코코넛오일을 허용한다. 다이어트 중에 오일을 맘껏 섭취해도 된다니 좀 의아할 것이다. 더구나 코코넛오일은 건강에 좋을 것 같은 식물성지방이지만 포화지방 함량이 90% 가까이 된다. 포화지방은 렙틴 저항성과 인슐린 저항성을 악화시킬 수 있기 때문에 다이어트 기간에는 피해야 하는 금기식품이라고 했다. 그런데 왜 포화지방이 많은 코코넛오일은 섭취해도 될까?

포화지방은 사슬의 길이에 따라 짧은사슬지방산, 중간사슬지방산, 긴사슬지방산으로 나뉘는데 인슐린 저항성을 악화시키는 포화지방은 긴사슬지방산이다. 코코넛오일에 들어 있는 포화지방산은 중간사슬지방산(중쇄지방산)의 일종인 라우르산이다. 중간사슬지방산은 긴사슬지방산과 달리 체내에서 빠르게 분해되어 즉시 흡수된다. 또한 중성지방으로 바뀌지 않고 곧바로 에너지원으로 사용된다. 즉, 체지방으로 축적되지 않는다는 뜻이다. 라우르산은 모유에 들어 있는 지방산으로 아기에게 영양을 공급하고 면역력도 강화한다. 포화지방이라 열에 비교적 안정적이며 쉽게 산화되지 않는다. 코코넛오일은 샐러드드레싱으로 활용하거나 채소나 닭가슴살을 볶을 때 사용해서 먹는다.

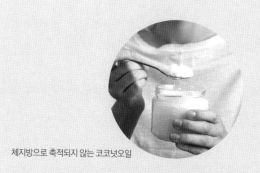

체지방으로 축적되지 않는 코코넛오일

인슐린 저항성을 개선시켜
쌓인 지방을 쓰도록 만든다

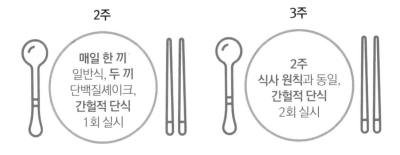

2주

매일 한 끼
일반식, 두 끼
단백질셰이크,
간헐적 단식
1회 실시

3주

2주
식사 원칙과 동일,
간헐적 단식
2회 실시

점심은 일반식, 저녁은 탄수화물 제한식

탄수화물을 제한하고 단백질을 충분히 섭취하면서 1주를 보내면 탄수화물 냉장고가 반 이상 비워지고 인슐린 수치가 기준 이하로 떨어져 지방 대사가 켜진다. 첫 주에 어느 정도 렙틴 저항성이 해결되어 지방 대사가 켜졌다면 2주 차부터는 인슐린 저항성을 개

지방 대사 켜는 스위치온 다이어트

선하기 위해 간헐적 단식을 시작한다.

우선 단식을 하지 않는 날에는 아침과 오후 간식으로 단백질셰이크를 섭취하고, 점심 한 끼는 1주 차처럼 잡곡밥에 단백질 식품과 채소를 충분히 섭취한다. 그리고 마지막 저녁 한 끼는 인슐린을 최대한 자극하지 않기 위해 밥 없이 단백질 식품과 채소로만 충분히 먹는다.

2주 차부터는 단백질셰이크를 물이나 무가당 두유뿐 아니라 저지방 우유에도 타 먹을 수 있다. 첫 주에는 장내 환경을 개선하고자 우유를 금지했지만 2주 차부터는 허용된다. 하루 3잔 이내로 섭취하며, 만약 우유를 마시고 설사나 불편한 증상이 나타난다면 마시지 않는 게 좋다.

오후 간식으로 하루 1줌 정도의 견과류도 허용된다. 견과류는 몸에 좋은 식품이지만 건강한 사람에게 좋다고 인슐린 저항성이 있는 사람에게도 좋은 것은 아니다. 오메가3지방산이 풍부한 좋은 식품이지만 이것 역시 탄수화물 음식이다. 1주 차에는 탄수화물 섭취를 최대한 제한해야 해서 금기식품이었지만 2주 차에는 약간 허용된다. 블랙커피도 오전에 한해 1잔은 마실 수 있다. 1주 차에는 중독성 있는 음식을 모두 금지하지만 2주 차부터는 선택적으로 허용한다. 물론 마시지 않으면 더 좋다. 이외에 영양제 복용과 살 안 찌는 생활습관은 그대로 유지한다.

간헐적 단식으로 인슐린 저항성을 빠르게 개선시킨다

1주 차 때 우리는 유청단백질 보충제를 물에 타 먹었다. 유청단 백질은 우유에서 뽑아낸 단백질로 동물성단백질이다. 소화 흡수가 빨라서 그나마 인슐린을 덜 자극하긴 하지만, 그래도 약간이나마 자극을 한다. 인슐린 저항성이 있는 사람은 개선 속도가 조금 더딜 수 있다. 게다가 4일 차부터는 점심때 현미잡곡밥으로 약간의 탄 수화물을 섭취한다. 인슐린 저항성을 빠르게 개선하려면 무언가 특단의 조치가 필요하다.

그래서 간헐적 단식이 필요하다. 24시간 단식을 통해 단백질과 탄수화물 섭취로 자극받은 인슐린을 기준 이하로 낮출 수 있다.

간헐적 단식이 효과를 보려면 단식하지 않는 날에 철저하게 주 어진 미션을 잘 지켜야 한다. 단백질을 충분히 섭취하고 탄수화물 섭취를 자제해야 한다. 금기식품을 허용하지 않고 평소 활동량도 늘려야 한다. 식사 후 움직이는 것만으로도 인슐린이 덜 자극된다.

2~3주 차에는 간헐적 단식을 통해 인슐린 저항성이 개선되면서 우리 몸이 본격적으로 몸속에 쌓인 지방을 꺼내 쓰기 시작한다. 특 히 3주 차는 스위치온 다이어트의 효과를 극대화하는 시기로, 운 동 자극이 강할수록, 식이 조절이 철저할수록 체지방 감량 효과가 크다. 생체리듬이 회복되고 렙틴 저항성과 인슐린 저항성이 개선 되면서 지방 연소의 효과를 제대로 경험할 수 있다.

지방 대사 키우는 스위치온 다이어트

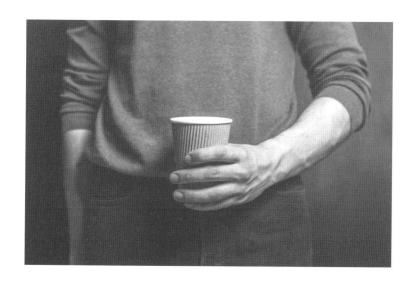

간헐적 단식이 효과를 보려면 단식하지 않는 날에
철저하게 주어진 미션을 잘 지켜야 한다.

24시간 단식을 2주 차에 1회, 3주 차에 2회 실시

2주 차 평일 중에 1회 24시간 간헐적 단식을 실시하고, 3주 차에 평일에 1회, 주말에 1회 해서 총 2회 실시한다.

24시간 단식은 말 그대로 24시간 동안 물 이외의 음식은 일체 먹지 않는 것이다. 전날 오후 간식을 먹은 후 24시간 단식을 하고 다음 날 저녁식사를 하거나, 당일 아침식사를 한 후 24시간 단식을 하고 다음 날 점심식사를 하는 2가지 방법이 있다. 이것은 식사 후 소화되는 시간까지 감안해 계산된 것이다.

전날 오후 간식을 먹고 저녁, 다음 날 아침, 점심, 오후 간식을 거르고 저녁식사를 하는 방법은 아침식사를 잘 하지 않는 사람에게 편할 수 있다. 전날 오후 간식을 평소처럼 먹고, 나머지 끼니를 거른 후 다음 날 저녁을 일반 식사로 한다. 24시간 단식을 한 후라 저녁식사가 부담이 된다면 단백질셰이크 1잔으로 대체해도 무방하다. 그다음 날 아침부터는 단백질셰이크로 평소와 같이 프로그램을 진행하면 된다.

당일 아침식사를 단백질셰이크로 하고 점심, 오후 간식, 저녁, 다음 날 아침을 거른 후 점심식사를 하는 방법은 이론적으로는 첫 번째 방법보다 체지방 감량에 조금 더 유리하지만 효과 면에서 큰 차이가 없다. 그러니 둘 중 자신에게 더 편한 패턴으로 단식을 진행하면 된다.

지방 대사 키우는 스위치온 다이어트

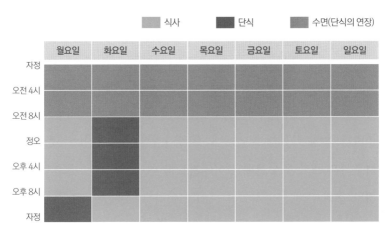

전날 오후 간식 후 다음 날 저녁식사 전까지 단식

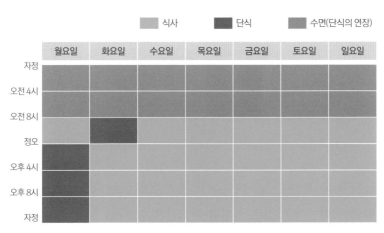

당일 아침식사 후 다음 날 점심식사 전까지 단식

단식 중에는 물만 허용되는데 가볍게 녹차나 허브티를 마셔도 된다. 커피는 블랙커피로 오전 중에 1잔만 허용된다. 영양제 섭취는 개인의 선택에 맡긴다. 식사 후 영양제를 복용했다면 단식하는 날은 식사를 하지 않으므로 영양제를 복용하지 않아도 된다.

24시간 간헐적 단식의 가장 큰 장점은 심각한 부작용이 없다는 점이지만 간혹 두통이나 어지럼증이 나타날 수 있다. 만약 일상 업무나 활동에 지장을 줄 정도로 증상이 심하다면 단식을 중단하고 하루 4끼 스케줄을 그대로 이어가도록 한다. 하지만 내 경험상 심각한 불편을 호소한 사람은 거의 없었다. 평소에는 배고프지 않게 하루 4끼 식사를 챙겨 먹으니 간헐적 단식을 하는 날 만큼은 배고픔 신호를 즐겨(?)보자.

만약 당뇨병 환자라서 약물치료를 받고 있는 중이라면 저혈당이 나타날 수 있으므로 반드시 의사와 상담을 한 후에 시행 여부를 결정한다. 당뇨병 환자, 특히 혈당강하제나 인슐린을 처방받은 환자는 스위치온 다이어트를 시작하기 전 반드시 의사와 미리 상담해서 약물 복용을 일시적으로 중단할지, 아니면 복용량을 줄일지 정해야 한다.

간헐적 단식을 하고 나면 다음 날 폭식하지 않을까 걱정하는 사람들이 있는데 이것도 걱정할 필요가 없다. 폭식을 할 때 우리가 먹는 것은 대부분 탄수화물 식품이다. 만약 탄수화물 섭취를 계속

지방 대사 키우는 스위치온 다이어트

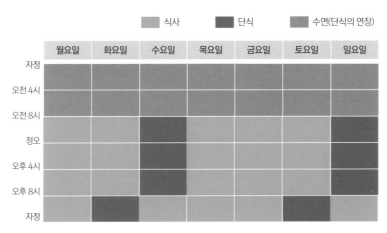

간헐적 단식 스케줄 예시(주 2회)

	식사		단식		수면(단식의 연장)

	월요일	화요일	수요일	목요일	금요일	토요일	일요일
자정							
오전 4시							
오전 8시							
정오							
오후 4시							
오후 8시							
자정							

평일 하루 단식 + 주말 하루 단식

하고 있다면 탄수화물 섭취가 제한된 단식일 다음 날 탄수화물 섭취량이 더 많아질 수 있다. 하지만 스위치온 다이어트에서는 탄수화물 섭취량을 제한하기 때문에 탄수화물 섭취 욕구가 더 강하게 일어나거나 탄수화물을 폭식하는 경우는 거의 없다.

고강도 인터벌운동과 근력운동을 실시한다

사실 가장 이상적인 건 1주 차부터 운동을 하는 것이다. 하지만 탄수화물을 못 먹어서 기운도 없고 머리도 지끈지끈 아픈데 운동까지 하라는 건 너무 가혹하다. 그래서 첫 주엔 적극적으로 운동을 하라고 권유하지 않는다. 틈나는 대로 걷고 앉아 있는 시간을 줄이는 것을 실천하면 된다. 하지만 2주 차부터는 고강도 인터벌운동을 반드시 해야 한다. 물론 1주 차부터 시작하면 결과는 훨씬 더 좋다. 근력운동까지 병행한다면 금상첨화다.

고강도 인터벌운동은 기존의 유산소운동보다 시간을 덜 들이고도 체지방을 빠르게 줄여줄 뿐 아니라 지방을 잘 쓰는 몸으로 체질을 바꿔준다. 인슐린 저항성을 개선하는 효과도 가장 뛰어나다. 체중 변화가 없어도 당 대사와 인슐린 저항성을 개선하는 효과를 보이고 내장지방도 감소한다.

고강도 운동은 30초~2분 정도로 한다. 2분을 해도 숨이 턱에 차

지방 대사 커는 스위치온 다이어트

지 않는다면 시간을 늘리기보단 강도를 더 높이는 게 좋다. 고강도 운동 사이사이에 가볍게 실시하는 회복운동은 1~3분 정도가 적당하다. 3분이 지나도 호흡과 맥박이 회복되지 않는다면 운동 강도를 낮추어야 한다. 3세트 정도로 시작해서 서서히 세트 수를 늘린다.

방법

1. 운동 시작 전 스트레칭이나 가벼운 워밍업 운동을 한다.

2. 트레드밀이나 고정식자전거를 이용하여 고강도 인터벌운동을 시행한다. 30초~2분 동안 숨이 턱에 찰 정도의 강도로 운동한다. 땀이 많이 나는 것이 기준이 아니라 숨을 헐떡거려 옆 사람과 대화하기 힘들 정도가 기준이 되어야 한다.

3. 고정식자전거는 저항값을 낮추고 트레드밀은 시속 5km 정도로 속도를 줄여 천천히 페달을 밟거나 걸으면서 호흡과 맥박이 떨어지기를 기다린다. 회복운동은 3분을 넘기지 않는 게 좋다.

4. 고강도 운동과 회복운동을 총 3회 반복하고, 몸이 운동에 익숙해지면 점차 세트 수를 늘린다. 총 7세트까지 하면 가장 좋다.

5. 운동 후 스트레칭이나 가볍게 걷는 쿨다운 운동을 한다.

이론상으로는 자신의 최대심박수(220에서 자신의 나이를 뺀 숫자)의 80% 이상 심박수를 올려야 한다고 하지만, 개인차도 심하고 매번 맥박을 측정한다는 게 쉬운 일이 아니다. 운동 시 숨이 많이 찬 느낌을 갖는 것만으로도 심폐지구력이 충분히 자극을 받는다.

욕심을 내서 고강도 인터벌운동을 1시간 이상 하겠다는 것도 권하고 싶지 않다. 한 번에 오래 하는 것보단 1주일에 4일 이상 '규칙적으로' 하는 것이 훨씬 효과적이다. 시간이 남는다면 근력운동에 할애하는 것이 더 바람직하다. 앞서 소개한 것처럼 저근육형 비만이라면 반드시 3주 동안 근력운동을 병행해야 원하는 효과를 얻을 수 있다. 근력운동은 주 2~3회만 해도 충분하다.

부득이하게 헬스클럽을 이용하기 힘들다면 아파트나 직장 건물 계단을 이용해도 좋다. 일정한 속도로 계단을 올라간다(속도가 느려지면 안 된다). 5~6층 정도 올라가면 숨이 차기 시작할 것이다. 이때부터 운동 효과가 본격적으로 나타난다. 여기서 3~4층 정도를 더 올라간다. 숨이 턱에 찰 정도로 헐떡인다면 고강도 운동이 된 것이다. 천천히 계단을 걸어 내려가거나 엘리베이터를 타고 내려가면서 숨을 고른다. 숨이 돌아오면 다시 계단을 올라간다. 이렇게 3~7회 반복한다. 젊은 사람은 한 번에 두 계단씩 뛰어올라가도 좋다.

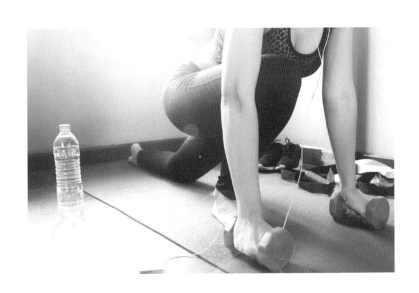

저근육형 비만이라면 반드시 3주 동안
근력운동을 병행해야 원하는 효과를 얻을 수 있다.
근력운동은 주 2~3회만 해도 충분하다.

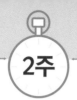

8~14일 식사 원칙

1 하루 2끼(아침, 오후 간식) 단백질셰이크를 섭취한다. 물이나 무가당 두유, 저지방 우유에 타서 1컵씩 마신다.

2 허기가 질 때에는 아래의 허용식품 중에서만 먹는다.

3 오후 간식으로 견과류를 1줌 먹을 수 있다.

4 점심식사로 현미잡곡밥 1/2공기에 채소 · 해조류 · 버섯류와 단백질 식품(달걀·생선·살코기)을 양껏 먹는다.

5 저녁식사로 밥 없이 채소 · 해조류 · 버섯류와 단백질 식품(달걀·생선·살코기)을 양껏 먹는다.

목표 » 인슐린 저항성 개선

6 물과 허브티는 충분히 마시고, 커피는 오전에 1잔 마실 수 있다.

7 1주일에 24시간 단식을 1회 실시한다.

8 저녁식사는 잠자리에 들기 4시간 전에 끝내고, 12~14시간 공복을 반드시 유지한다.

9 아침과 저녁에 신바이오틱스 혹은 프로바이오틱스 1포, 종합비타민 1~2정, 오메가3지방산 1~2캡슐, 비타민C 0.5~1g을 복용한다. 여기에 아침에 코엔자임Q10 1정을, 취침 전 칼슘·마그네슘 2정과 비타민D보충제를 추가로 복용하면 더 좋다.

허용식품 플레인요거트(무가당) | 두부, 연두부 | 양배추, 무, 당근, 오이, 브로콜리 | 아보카도 | 코코넛오일, 올리브오일, 냉압착 들기름 | 양파, 마늘, 고춧가루, 식초, 후추, 강황, 허브 | 녹차, 허브티 | 생선, 생선회, 해산물(굴, 조개, 새우, 게, 가재, 오징어, 낙지, 문어) | 닭고기(껍질 벗긴 속살), 삶은 돼지고기(수육), 달걀 | 해조류(미역, 다시마, 톳), 버섯류 | 와사비, 저염간장(약간) | 잡곡밥, 현미밥, 퀴노아, 콩류 | 견과류(1줌), 블랙커피(오전 중 1잔)

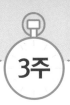

15~21일 식사 원칙

1 하루 2끼(아침, 오후 간식) 단백질세이크를 섭취한다. 물이나 무가당 두유, 저지방 우유에 타서 1컵씩 마신다.

2 허기가 질 때에는 아래의 허용식품 중에서만 먹는다.

3 오후 간식으로 견과류를 1줌 먹을 수 있다.

4 점심식사로 현미잡곡밥 1/2공기에 채소 · 해조류 · 버섯류와 단백질 식품(달걀·생선·살코기)을 양껏 먹는다.

5 저녁식사로 밥 없이 채소 · 해조류 · 버섯류와 단백질 식품(달걀·생선·살코기)을 양껏 먹는다.

6 물과 허브티는 충분히 마시고, 커피는 오전에 1잔 마실 수 있다.

7 1주일에 24시간 단식을 2회 실시한다.

8 저녁식사는 잠자리에 들기 4시간 전에 끝내고, 12~14시간 공복을 반드시 유지한다.

9 아침과 저녁에 신바이오틱스 혹은 프로바이오틱스 1포, 종합비타민 1~2정, 오메가3지방산 1~2캡슐, 비타민C 0.5~1g을 복용한다. 여기에 아침에 코엔자임Q10 1정을, 취침 전 칼슘·마그네슘 2정과 비타민D보충제를 추가로 복용하면 더 좋다.

허용식품 플레인요거트(무가당) | 두부, 연두부 | 양배추, 무, 당근, 오이, 브로콜리, 단호박, 밤, 토마토, 방울토마토 | 아보카도 | 코코넛오일, 올리브오일, 냉압착 들기름 | 양파, 마늘, 고춧가루, 식초, 후추, 강황, 허브 | 녹차, 허브티 | 생선, 생선회, 해산물(굴, 조개, 새우, 게, 가재, 오징어, 낙지, 문어) | 닭고기, 소고기, 돼지고기 등 육류(지방이 적은 부위로), 달걀 | 해조류(미역, 다시마, 톳), 버섯류 | 와사비, 저염간장(약간) | 잡곡밥, 현미밥, 퀴노아, 콩류, 흰쌀밥(양을 줄여서) | 견과류(1줌), 블랙커피(오전 중 1잔) | 바나나 또는 고구마 1개(고강도 운동을 열심히 한 날)

생체리듬을 회복하기 위한 실천사항

점검사항	8일	9일	10일	11일	12일	13일	14일
12~14시간 공복 상태를 잘 유지했다							
수면 시간을 하루 6시간 이상 유지했다 (자정부터 새벽 4시까지 포함)							
아침에 개운하게 일어났다(숙면을 취했다)							
아침식사로 단백질셰이크를 챙겨 먹었다							
점심식사를 챙겨 먹었다							
20~30분 정도 낮잠을 잤다							
낮 시간에 햇볕을 쬐면서 30분 이상 걸었다							
오후 간식으로 단백질셰이크를 챙겨 먹었다							
저녁식사를 취침 4시간 전에 끝냈다							
고강도 인터벌운동 혹은 근력운동을 했다							
오래 앉아 있는 시간을 줄이고 30분마다 몸을 움직였다							
24시간 단식하는 날(주중 하루)							

생체리듬을 회복하기 위한 실천사항

점검사항	15일	16일	17일	18일	19일	20일	21일
12~14시간 공복 상태를 잘 유지했다							
수면 시간을 하루 6시간 이상 유지했다 (자정부터 새벽 4시까지 포함)							
아침에 개운하게 일어났다(숙면을 취했다)							
아침식사로 단백질셰이크를 챙겨 먹었다							
점심식사를 챙겨 먹었다							
20~30분 정도 낮잠을 잤다							
낮 시간에 햇볕을 쬐면서 30분 이상 걸었다							
오후 간식으로 단백질셰이크를 챙겨 먹었다							
저녁식사를 취침 4시간 전에 끝냈다							
고강도 인터벌운동 혹은 근력운동을 했다							
오래 앉아 있는 시간을 줄이고 30분마다 몸을 움직였다							
24시간 단식하는 날(주중 하루, 주말 하루)							

고기에 낀 지방은 다 떼어내야 할까요?

포화지방이 과거에 비해 누명(?)을 많이 벗었다고는 하지만 인슐린 저항성과 렙틴 저항성을 가진 사람들은 섭취량을 조절해야 한다. 동물성단백질을 과다하게 섭취하면 인슐린 저항성이 생긴다는 연구결과도 사실은 동물성단백질을 섭취할 때 함께 들어오는 포화지방이 더 크게 작용하기 때문일 수 있다.

똑같은 단백질인데 식물성단백질은 인슐린 저항성을 일으키지 않는다. 상대적으로 포화지방 함량이 적기 때문이라고 추측된다. 인슐린 저항성이 있는 경우 탄수화물 섭취량을 줄이는 것이 첫 번째 과제이지만 포화지방 섭취량도 조절해야 한다. 그렇다고 일부러 동물성단백질을 피할 필요는 없다. 가급적 살코기 위주로 섭취하면 된다. 첫 주에는 포화지방 섭취를 제한해서 껍질 벗긴 닭가슴살과 삶은 돼지고기 살코기(수육)를 섭취하고, 3주 차부터는 '가급적' 살코기 위주로 육류를 섭취하는 것으로 식단이 조금 완화된다. 1~2주차보다는 고기 지방을 조금 먹어도 된다는 뜻이다.

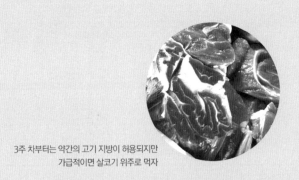

3주 차부터는 약간의 고기 지방이 허용되지만
가급적이면 살코기 위주로 먹자

간헐적 단식일에도 운동을 해야 하나요?

운동은 할 때는 힘들어도 일단 하면 체중감량 효과가 배가된다. 보통 짧은 단식 기간에는 아드레날린 분비가 증가한다. 아드레날린은 지방 분해를 자극하고 지방산 연소를 촉진한다. 운동도 교감신경을 자극하기 때문에 아드레날린 분비가 늘어난다. 그래서 단식을 하면서 운동을 하면 시너지 효과가 나서 지방 소비가 더욱더 촉진된다. 지방산 연소가 더 잘 일어날 뿐 아니라 근육이 적극적으로 사용되어 근육에서 단백질이 빠져나오는 반응도 줄어든다. 따라서 할 수만 있다면 하는 게 좋다. 하루 4끼를 먹는 날은 근력운동까지 병행하고, 간헐적 단식을 하는 날은 고강도 인터벌운동만 하는 것을 추천한다.

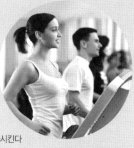

운동은 감량 효과를 더 극대화시킨다

다시 살찌지 않는 몸 만들기

즐겁고 편하게
유지하자!

힘들게 뺀 살을 오래 유지하고 싶다면,

비만 정도가 심해서 빼야 할 지방이 많다면

프로그램이 끝난 후

다이어트 유지기를 계속 이어가면 된다.

3주 후 이제는
몸이 지방을 쓴다

스위치온 다이어트가 끝났다. 3주 동안 체중과 체지방이 많이 빠진 사람도 있을 거고, 생각보다 체지방이 많이 빠지지 않은 사람도 있을 것이다. 자, 이제부터 시작이다.

"아니, 3주만 하면 되는 거 아닌가요? 이제부터 시작이라니요?"

항변하는 사람이 있을 줄 안다. 3주는 체지방을 감량하고 살찌지 않는 몸을 만드는 건강한 다이어트의 시작이다. 시작을 빡세게(!) 하면 그다음이 편해진다. 이제부터는 그간의 고생을 뒤로 하고 편하고 즐겁게 다이어트를 하면 된다.

3주 전에 비해 몸은 어떻게 바뀌었는가? 우선 조금 가벼워졌을 것이다. 부기도 빠졌을 것이다. 매일은 아니더라도 밤에 숙면도 잘 취할 수 있게 되었을 것이다.

밤늦게 허기가 지던 것은 어떤가? 예전만큼 배고프지 않을 것이고, 단 음식도 당기지 않을 것이다. 무엇보다 가장 큰 변화가 있다. 지방을 잘 쓰지 않던 몸이 지방을 쓰기 시작한다!

지방 대사 스위치가 다시 꺼지지 않게 신경 쓰자

다이어트에도 순서가 있다. 생체리듬을 회복하고 렙틴 저항성과 인슐린 저항성에서 어느 정도 벗어나야 몸이 지방을 쓸 준비를 한다. 지난 3주 동안 '예외 없이' 최선을 다했다면 꺼져 있던 지방 대사가 다시 켜졌을 것이다. 물론 아직 조금 더 시간이 필요한 사람도 있다. 인슐린 저항성과 렙틴 저항성의 정도가 심했을수록 지방 대사가 켜지는 데 시간이 더 걸린다.

오랫동안 내버려둔 집을 대청소 했다고 생각해보자. 단 한 번의 청소로 온 집 안에 쌓여 있는 먼지와 잡동사니를 깨끗이 치울 수는 없다. 대청소로는 1차 정리가 되었을 뿐이다. 그래도 이제부터는 쉽다. 걸레질을 살살 하고 먼지만 살짝 털어주면 집 안이 더 반짝반짝 윤이 난다. 매일 청소를 해도 조금씩 먼지가 쌓이는 것은 어쩔 수 없다. 그럴 때는 1년에 한두 번씩 대청소를 해주면 된다.

일상적인 식생활로 돌아오면 우리 몸의 지방 대사가 꺼지는 시간이 길어지고 잦아질 수 있다. 스트레스가 다시 가중되고 생체리

A 아침에 일어날 때 몸이 정말 가벼워요. 조금만 걸어도 숨이 차고 힘들었는데 지금은 40분 이상 걸어도 끄떡없고요. 체지방이 계속 빠지는 게 보이니까 너무 좋아요. (박○○, 37세)

3주 스위치온 다이어트 후의 소감

A 총 10kg을 감량했는데 특히 체지방이 정말 많이 빠졌습니다. 살이 빠지면서 모든 게 감사하고 활력도 생기고, 좀 더 삶에 여유를 갖게 되었습니다. 인생이 바뀐 것 같은 느낌이 들어요.

(서○○, 40세)

A 피로감이 훨씬 덜하고 간수치 등도 모두 정상으로 돌아왔습니다. 식단 조절과 운동이 내 몸을 어떻게 변화시켜 가는지 확실하게 깨달은 기회였어요. 체중이 불면 한 번 더 할 생각입니다.

(문○○, 45세)

듬이 조금씩 흐트러지면 렙틴 저항성이 생겨 평소보다 식욕이 당기고 체중이 늘어나기 시작한다. 그럴 때면 3주 스위치온 다이어트를 다시 한 번 반복한다. 몸이 더 망가져 지방을 쓰지 않는 몸으로 되기 전에, 미리 한 번씩 지방 대사를 켜주는 다이어트를 한다면 지방을 쓰는 몸으로 쉽게 돌아올 수 있다.

3주 후에는 고강도 인터벌운동을 지속할 필요가 없다. 지방보다 당을 먼저 쓰는 몸으로 빨리 바꾸기 위해서는 강한 운동 자극이 필요했지만, 지금은 지방을 더 적극적으로 사용할 수 있게 되었다. 굳이 힘들게 운동을 하지 않아도 몇 가지 수칙만 잘 지키면 체지방이 조금씩 더 빠진다.

물론 운동을 전혀 하지 말란 얘기는 아니다. 백세시대에 80세가 넘어서도 근육이 유지되고 활력 있는 몸을 만들고 싶다면 지금부터 꾸준히 운동하는 게 맞다. 다만, 강도 높은 운동을 하다가 갑자기 그만두면 다시 살찌지 않느냐고 물어보는 사람들에게 전하는 말이다.

지방 대사 커는 스위치온 다이어트

힘들게 뺀 살 유지하는
5가지 생활수칙

"다이어트를 하면 뭐해요. 금방 다시 살이 찌는데요."

다이어트 후 찾아오는 요요가 싫어서 다이어트를 하지 않는다는 사람을 종종 본다. 갖은 노력을 다해 감량했는데 몇 달 못 가서 살이 더 찌면 정말 답답하고 억울할 것이다. 그런데 식사량을 줄여도 체중이 잘 안 빠지고 다이어트를 끝내자마자 요요현상이 생기는 이유는 지방을 잘 쓰는 몸으로 체질을 바꾸지 못했기 때문이다.

스위치온 다이어트는 건강한 다이어트의 첫 단추이지 다이어트의 완성이 아니라고 했다. 힘들게 뺀 살을 오래 유지하고 싶다면, 비만 정도가 심해서 빼야 할 지방이 많다면 프로그램이 끝난 후 다이어트 유지기를 계속 이어가면 된다. 유지기의 식생활과 생활습관을 즐겁게 실천하면 요요를 걱정할 이유가 없다.

첫째, 12시간의 공복과 6시간 이상의 수면을 철저히 유지한다.

3주 동안 철저하게 실천해서 겨우 돌아온 생체리듬을 지속적으로 잘 유지해야 렙틴과 인슐린 호르몬의 기능을 더욱 호전시킬 수 있다. 3주 동안은 14시간의 공복을 강조했다. 연구결과를 보면 12시간보다는 14시간이 더 효과적이기 때문이다. 12시간의 공복이 체중이 늘어나는 걸 예방하는 효과가 있다면 14시간의 공복은 체중감량 효과가 있다. 3주간의 체중감량이 미진하다고 생각한다면 12시간 대신 14시간의 공복을 계속 끌어가도 괜찮다.

6시간 이상의 수면습관을 잘 유지하는 건 체중조절 뿐 아니라 건강한 몸을 만드는 데에도 필수적이다. 주말이나 휴일에도 평소의 기상 시간과 취침 시간을 가급적 유지한다. 기상 시간이 2시간 이상 차이가 나지 않도록 한다.

둘째, 규칙적이고 힘든 운동 자극을 주 4회 이상 지속적으로 준다.

3주간 힘들게 해온 고강도 인터벌운동과 근력운동을 지속한다면 체지방은 계속 빠지면서 '체형'이 달라지는 걸 경험하게 될 것이다. 하지만 운동에 취미가 없는 사람이라면 숨이 찰 정도의 유산소운동을 꾸준히 해주는 것도 좋다. 다만, 규칙적인 자극, 즉 주 4회 이상 실천해야 몸이 환경의 변화를 인식하고 바뀐다.

셋째, 탄수화물 섭취와 신체활동량의 밸런스를 (-)로 유지한다.

3주 후부터는 과일을 먹어도 된다. 감자, 고구마, 현미 플레이크 등의 탄수화물을 다이어트 할 때보다 더 먹어도 된다. 지방 대사에 발동이 걸린 몸이므로 어느 정도 탄수화물 섭취를 늘려도 지방 대사 스위치는 꺼지지 않는다. 하지만 체지방을 더 빼고 싶다면 탄수화물과 신체활동량의 밸런스를 (-)로 유지해야 한다. 그러면 그만큼 체지방이 빠진다. 떡이나 과일을 좋아한다면 먹은 양보다 더 많이 걷고 운동 강도를 더 높이면 된다. 많이 움직이고 꾸준히 운동할 자신이 없다면 평상시 탄수화물 섭취량을 줄여야 한다. 아울러 근력운동으로 근육량을 지금보다 더 늘리면 탄수화물 저장고가 그만큼 늘어나기 때문에 탄수화물 섭취량을 더 늘려도 된다. 만약 운동을 꾸준히 하면서 평소보다 더 많이 움직이고, 잠도 푹 자고, 스트레스도 없는데 체지방이 꿈쩍도 않는다면? 지금보다 탄수화물 섭취량을 조금 줄여야 한다.

넷째, 매끼 양질의 단백질을 부족하지 않게 섭취한다.

3주 후부터는 일부러 단백질셰이크를 먹지 않아도 된다. 탄수화물 섭취량이 늘어나고 내 몸이 지방을 잘 쓰는 몸으로 바뀌면 근육 단백에서 에너지를 끄집어 쓰지 않기 때문이다. 하지만 체지방을 더 빼고 싶어 탄수화물 섭취량을 더 줄인다면 줄인 만큼을 단백질

진짜 복합탄수화물
현미, 잡곡, 콩류, 고구마

유익한 지방
올리브오일, 코코넛오일, 들기름,
씨앗류, 견과류, 등푸른생선, 아보카도

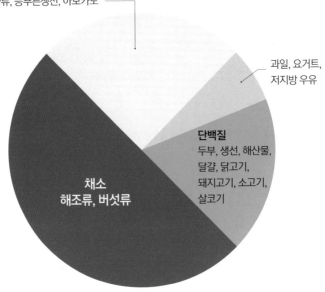

과일, 요거트,
저지방 우유

단백질
두부, 생선, 해산물,
달걀, 닭고기,
돼지고기, 소고기,
살코기

채소
해조류, 버섯류

박용우가 제안하는 건강한 다이어트 식판

전체의 1/2을 채소, 해조류, 버섯류로 채운다.
전체의 1/4을 가공식품이 아닌 '진짜' 복합탄수화물과 '유익한' 지방으로 채운다.
나머지 20% 정도를 양질의 단백질 음식으로, 마지막 5%를 과일, 요거트 등으로 채운다.

지방 대사 키는 스위치온 다이어트

로 채워야 한다. 다시 한 번 강조하지만, 체중을 줄일 때는 근육 손실을 최소화할수록 다시 살찌지 않는 몸이 된다. 물론 근육량을 확 늘려놓으면 금상첨화다. 근육량을 늘리려면 운동량도 많아야 하고 잘 챙겨 먹어야 한다. 그렇게 하면 체중과 체지방의 변화는 느리겠지만 나중에 얻는 수확은 훨씬 커진다.

다섯째, 다이어트 휴식일을 둔다. 1주일에 하루쯤은 맘껏 먹자.

3주 후에는 어쩌다 한 번 금기식품을 먹는다고 바로 체중이 늘지 않는다. 굶거나 끼니를 걸러서 배고픔을 참아가며 다이어트 했던 사람들은 잘 안다. 다이어트를 끝내고 음식을 다시 먹기 시작하자마자 체중계 눈금이 빠르게 올라가는 것을. 하지만 스위치온 다이어트를 철저히 시행했다면 오늘 파스타나 도넛을 먹었다고 해서 곧바로 체중이 늘지 않는다는 걸 확인할 수 있다.

앞서 주중에 음식 먹는 시간을 10~12시간으로 잘 지키면 주말에 시간제한 없이 마음껏 먹어도 체중이 늘지 않는다는 동물실험 결과를 소개한 바 있다. 이 실험에서는 고과당 고지방 음식을 먹게 했지만 체중이 늘지 않았다. 물론 사람은 실험쥐와 다르고, 생체리듬과 렙틴, 인슐린 기능이 무너진 비만한 사람이라면 더 조심해야 한다. 하지만 주중에 금기식품을 철저히 지키고 12~14시간의 공복을 잘 유지한다면 주말에 금기식품을 먹거나 12시간 공복을 지키지 않아도 다시 살찌지 않는다.

물론 인슐린 저항성과 렙틴 저항성이 아직 정상으로 돌아오지 않은 상태라면 개선 속도가 느려질 순 있다. 하지만 내 몸이 렙틴 저항성과 인슐린 저항성이 심했던 3주 전과는 달라졌다. 망가진 체중조절시스템이 어느 정도 새롭게 리셋되었기 때문에 쉽게 예전 상태로 돌아가지 않는다. 따라서 너무 강박적으로 다이어트를 하기보다는 주중에는 철저하게 지키면서 토요일이나 일요일 하루만큼은 다이어트 휴식일을 갖고 맘껏 먹는 시간을 갖는다. 주중에 철저하게 지킨 것에 대한 보상이다.

다만, 설탕이나 밀가루 같은 정제탄수화물 식품은 중독성이 강하다. 지금은 이런 음식을 잘 컨트롤할 수 있을 것 같지만, 언제든 예전처럼 이 음식에 컨트롤 당하는 몸이 될 수 있다는 사실을 잊어서는 안 된다.

매 끼니 먹어야 하는 음식

- 채소(해조류, 버섯류)와 양질의 단백질 음식이 포함된 식단. 채소에는 녹황색 채소, 뿌리채소, 줄기식물 등이 포함되도록 함
- 두부, 달걀, 생선, 생선회, 해산물(굴, 조개, 새우, 게, 가재, 오징어 등), 닭고기, 소고기·돼지고기(가급적 지방이 적은 부위) 등 양질의 단백질 음식
- 채소와 단백질 식품을 섭취하기 위한 약간의 양념과 코코넛오일, 올리브오일, 들기름, 아보카도오일, 포도씨유 같은 좋은 지방

하루에 한두 번 먹어도 되는 음식

- 채소와 단백질 식품을 먹기 위해 곁들여 먹는 흰쌀밥(1/2공기 넘지 않게)
- 흰쌀밥보다 좋은 것은 현미밥, 잡곡밥, 콩밥, 렌틸콩이나 퀴노아가 들어간 밥
- 규칙적으로 운동을 하고 있거나 신체활동량이 많으면 하루 2끼 밥을 먹고, 운동을 하지 않는 날이거나 신체활동량이 적은 날은 하루 1끼만!

하루에 한 번 먹는 음식

- 플레인요거트, 치즈, 무가당 두유나 저지방 우유 1~2잔
- 견과류 1줌, 과일 혹은 고구마 1개

일주일에 한두 번만 먹어야 하는 음식

- 술(남성 하루 4잔 이하, 여성 하루 2잔 이하)
- 통밀빵, 냉면, 파스타
- 삼겹살, 대창

일주일에 한 번만 먹거나 최대한 먹지 말아야 하는 음식

- 콜라, 주스, 커피믹스 등 당류가 많이 들어 있는 음식
- 감자튀김, 전자레인지용 팝콘, 도넛 등 트랜스 지방이 들어 있는 음식
- 소시지, 베이컨 등 인공첨가물이 가미된 가공육류

30분에 한 번씩
의자에서 일어나기

고생해서 켠 지방 대사의 불씨를 꺼뜨리는 나쁜 습관이 하나 있다. 바로 '의자중독'이다. 틈만 나면 의자를 찾아 앉으려 하고 한곳에 오래 앉아 있는 의자중독은, 최근 들어 비만뿐 아니라 현대인의 건강을 해치는 가장 큰 요인으로도 손꼽히고 있다.

사무직이나 연구직이 대부분이었던 다이어트 참가자들에게 나는 가급적 가만히 있는 시간을 줄이고 '30분~1시간에 한 번씩 일어나 가볍게 움직일 것'을 요구했다. 어떤 사람은 1시간에 한 번씩 일어나 사무실을 한 바퀴 돌기도 했고, 어떤 사람은 타이머를 맞춰 30분에 한 번씩 간단한 스트레칭을 하면서 몸을 풀었다. 조금만 신경 쓰면 되는 일이어서 이것을 실천하지 못한 사람은 없었다. 그런데 나중에 다이어트를 마친 참가자들에게 '그게 체중감량에 이렇게 도움 될지 몰랐다'는 말을 많이 들었다.

따로 운동하지 않아도 30분에 한 번씩 일어나서 2~3분 정도 움직이면 그것만으로도 살이 빠진다는 연구결과가 있다. 운동을 해야 살이 빠지는 게 아니라 움직이면 살이 빠진다. 움직이면서 운동을 규칙적으로 하면 살이 더 잘 빠진다. 그러니 되도록 자주 몸을 움직여야 한다. 1시간에 한 번은 일어나서 스트레칭을 하고 가볍게 걸어야 한다. 30분에 한 번씩 움직여주면 더 좋다.

나는 개인 진료실에 의자를 없앴다. 책상을 높게 만들어 서서 진료를 보았다. 단지 서 있기만 해도 앉아 있는 것보다 낫다. 서 있는 것만으로도 중력의 힘을 받는데다 허벅지와 엉덩이 근육에 힘이 들어가서 체지방 감량 효과를 볼 수 있다. 서 있다가 이따금 가볍게 왔다갔다 움직여주면 다리 근육이 펌프질을 해서 하체에 있는 혈액을 위로 올려준다. 심장으로 돌아가는 혈액량을 늘릴 뿐 아니라 식후 올라간 혈당을 낮춰주기도 한다. 고인슐린혈증이 생기는 걸 막아서 인슐린 저항성이 생기지 않게 해준다. 식후 가벼운 산책만으로도 인슐린 저항성을 막을 수 있다. 운동을

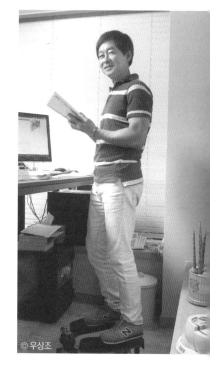
ⓒ우상조

얼마나 오래 했는가보다 더 중요한 것이 깨어 있는 동안 얼마나 움직였는가다.

무의식적으로 앉으려는 습관을 바꾸자

1시간 운동을 해도 9시간 이상 꼼짝 않고 앉아 있으면 운동 효과가 상쇄된다는 연구결과가 있다. 지방연소 효과가 다 사라진다는 의미다. 도대체 꼼짝 않고 앉아 있으면 몸에 어떤 변화가 오기에 그런단 말인가?

우리는 일어서 있을 때 중력의 영향을 받는다. 앉아 있다는 건 엉덩이 아래 하체는 중력의 영향을 상대적으로 덜 받는 상태를 뜻한다. 무중력 상태에서는 뼈와 근육이 빠르게 약해지고 이뇨작용과 혈액량 감소가 일어나는 등 몸 전체가 부정적인 영향을 받는다. 건강한 성인이라도 다리 골절로 기브스를 하고 30일만 앉아 있으면 근육량이 줄어든다. 근육만 위축되는 것이 아니라 칼슘 손실이 심해져 골밀도도 뚝 떨어진다.

꼼짝 않고 오래 앉아 있는 시간이 길어지면 심장 박동으로 분출되는 혈액량이 줄어들고 다시 심장으로 되돌아오는 혈액량도 감소한다. 하체에 혈액이 몰리면서 하체 부종이 잘 생긴다. 심장에서는 ANP라는 물질의 분비가 감소하는데, ANP는 지방 분해와 지방 대

지방 대사 키는 스위치온 다이어트

사를 촉진하는 효과가 있기 때문에 결과적으로 몸이 지방을 잘 안 쓰는 쪽으로 바뀐다.

식사를 하고 나서 바로 의자에 앉아 일을 시작하면 어떻게 될까? 올라간 혈당은 근육이 적극적으로 사용해야 떨어지는데 우리 몸의 가장 큰 근육인 허벅지와 엉덩이 근육이 일을 하지 않으니 혈당이 쉽게 떨어지지 않는다. 혈당이 떨어지지 않으니 인슐린이 다량 분비된다. 고인슐린혈증이 생기기 쉽다. 고인슐린혈증이 4일만 연속으로 생겨도 곧바로 인슐린 저항성이 나타날 수 있다고 한다.

앉는 문화에 익숙해진 우리는 잠자고 운동하는 시간을 제외하면 나머지 14시간 이상을 앉아서 생활한다. 앞으로는 이런 생활을 바꿔야 한다. 가만히 앉아 있는 시간을 줄이기, 일어나 가볍게 움직이기를 꾸준히 실천해서 감량한 체중과 건강을 잘 유지하자.

6
장

알아두면
쓸데 있는 신기한
다이어트 상식

나 역시 요즘 발효식초를 소주잔으로 1/2잔 정도
마시고 있다. 식사 전 발효식초를
소주잔 1/2~1잔 정도 물에 타서 마시는 건
다이어트에 도움이 될 것이라고 생각한다.

식초를
활용해보자!

최근 들어 식초가 비만이나 대사성질환에 효과가 있다는 사실이 알려지고 있다. 식초와 관련된 연구들을 살펴보면 건강한 사람이 탄수화물 식사를 할 때 식전에 식초를 섭취하면 식후 혈당을 낮추고 인슐린 효과를 좋게 해준다고 한다. 식초의 이 같은 당 대사 개선 효과는 식초의 주성분인 아세트산(초산) 때문인데, 아세트산이 탄수화물을 섭취했을 때 혈당과 인슐린 수치가 급격히 올라가는 것을 막아준다.

당 대사의 개선 효과는 식사 직전에 먹을 때가 가장 좋았다. 식초를 많이 마실수록 더 좋았지만, 그렇다고 무조건 많이 마실 필요는 없다. 건강한 사람은 약 10g을 섭취했을 때 효과가 좋았고, 당뇨병 환자도 50g 이상에서는 더 먹는다고 효과가 좋아지지 않았다.

특히 인슐린 저항성이 있는 경우, 고탄수화물 식사를 하기 전에 식초를 섭취하면 식후 혈당과 인슐린 수치가 낮아졌고 인슐린 민감성이 약 34% 개선되었다. 인슐린 저항성은 3~4일만 고탄수화물 식사를 해도 생길 수 있다. 부득이하게 고탄수화물 식사가 이어지는 스케줄이 있다면 식사 전 식초를 챙겨 먹는 것은 어떨까? 어느 정도 도움이 될 것으로 생각된다.

식초는 인슐린 저항성을 예방할 뿐 아니라 포만감을 오래 유지시켜 렙틴 호르몬의 기능도 돕는다. 연구결과에 의하면 물 200cc에 식초 30cc를 타서 마시고 식사할 경우 음식의 위장관 체류 시간이 더 길어지고 포만감도 오래 유지되는 것으로 나타났다.

그러면 아무 식초나 먹으면 될까? 아세트산 효과만 기대한다면 식초의 종류가 크게 중요하지 않겠지만, 이왕이면 조리용 양조식초 대신 발효식초를 섭취하는 것이 건강에 더 좋을 것 같다. 발효식초에는 아세트산 외에도 각종 유기산, 아미노산, 펩타이드, 비타민, 미네랄, 폴리페놀 등 다양한 영양소가 들어 있다.

나 역시 요즘 발효식초를 소주잔으로 1/2잔 정도 마시고 있다. 탄수화물을 많이 먹은 날에 특히 더 챙겨 마시려고 노력한다. 식사 전 발효식초를 소주잔 1/2~1잔 정도 물에 타서 마시는 건 다이어트에 도움이 될 것이라고 생각한다.

지방 대사 키는 스위치온 다이어트

아침에
신바이오틱스＋요거트

최근 몇 년간 장 건강의 중요성이 널리 알려지긴 했지만, 프로바이오틱스나 요거트라고 하면 '면역력'을 먼저 떠올리는 사람이 적지 않다. 면역세포의 70%가 장에 존재하므로 장이 건강해야 전신이 건강하다는 요지다. 맞는 말이다. 장은 우리 면역시스템에서 매우 중요한 기관이다. 그런데 장은 인슐린과 렙틴 호르몬의 기능과도 깊은 연관이 있다.

최근 의학계에서는 비만을 만성염증성 질환으로 진단한다. 비만한 사람의 혈액을 검사해보면 몸속 염증 수치가 높게 나온다. 몸속 염증 상태가 지속되면 지방 대사가 잘 이루어지지 않아서 인슐린과 렙틴 호르몬의 기능이 떨어지고 인슐린 저항성과 렙틴 저항성이 악화된다. 따라서 만성염증 상태를 완화하고 예방하는 것은 체중조절시스템이 정상적으로 작동하는 데 매우 중요하다.

만성염증을 없애는 데에는 무엇보다 장내 환경이 중요하다. 장내에는 유익균과 유해균이 공존하는데 상대적으로 유익균의 세력이 약화되면 유해균이 증식하면서 건강에 적신호가 켜진다. 일부 유해균이 내뱉는 독소는 촘촘하게 붙어 있는 장벽에 틈새를 만들어 '새는 장(Leaky Gut)'을 만들고, 그 틈으로 들어가 혈액을 타고 전신으로 퍼진다. 결국 면역시스템에 문제가 생겨 만성염증 상태에 이르게 된다.

최근에 발표된 연구결과들을 살펴보면 장에 어떤 세균들이 살고 있는지가 전신 건강과 비만에 매우 중요한 영향을 미치는 것으로 보인다. 사람의 장 속에는 2,000여 종의 장내세균이 공존하는데, 크게 박테로이데테스(Bacteroidetes)와 페르미쿠테스(Fermicutes) 문(Phylon)으로 나뉜다. 정상체중을 가진 사람들은 박테로이데테스 문의 세균이 더 많이 분포하고 균의 종류도 훨씬 다양하다. 반면, 비만한 사람들은 페르미쿠테스 문의 세균이 더 많다. 장내세균 분포가 체중에 어떤 영향을 미친다고 짐작되는 결과다.

장내 유익균은 지방을 연소하고 저장하는 신진대사에도 관여할 뿐 아니라, 호르몬과 신경전달물질에 영향을 주어 배고픔과 포만감도 느끼게 한다. 따라서 장 건강을 잘 돌보는 것은 체중조절시스템이 흔들리지 않도록 예방하는 효과가 있다.

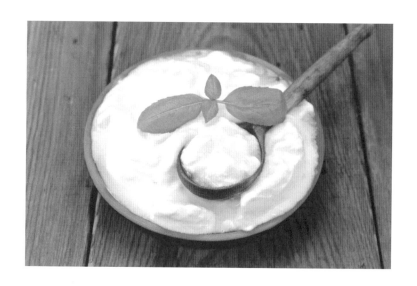

나는 신바이오틱스와 플레인요거트를 먹을 때
생양배추 한두 쪽을 곁들여 먹는다.

3주 프로그램을 진행하는 동안 나의 처방을 잘 따랐다면 프로바이오틱스나 신바이오틱스를 복용했을 것이다. 신바이오틱스는 프로바이오틱스에 프리바이오틱스가 더해진 제품이다. 프로바이오틱스도 살아 있는 균이기 때문에 먹이가 필요하다. 프로바이오틱스의 먹이가 되어 성장과 증식에 도움이 되는 음식을 프리바이오틱스라고 하는데, 이 두 가지를 함께 먹으면 프로바이오틱스가 잘 증식할 수 있어서 더 큰 효과를 얻을 수 있다.

건강을 챙기고 만성염증을 예방하고 싶다면 3주 후에도 신바이오틱스를 꾸준히 복용하는 것이 좋다. 나는 주변 사람들에게 신바이오틱스를 플레인요거트와 함께 먹으라고 조언한다.

요거트에도 유산균이 많이 함유되어 있지만 사람의 장내에 유익한 균종보다는 요거트를 만드는 데 적합한 균종이라서 요거트만으로 장내 환경을 개선하기에는 좀 부족하다. 따라서 장 건강에 유익한 균종이 포함된 프로바이오틱스를 요거트와 함께 복용하면 시너지 효과를 낼 수 있다. 요거트에 들어 있는 유산균은 위장을 통과하면서 90% 가까이 죽는데, 죽은 유산균이 프리바이오틱스 역할을 한다. 프로바이오틱스의 먹이도 되고, 요거트의 유산균 자체가 프로바이오틱스이므로 일석이조다.

요거트를 고를 때는 설탕이나 액상과당이 함유되어 있지 않은지 확인하고, 반드시 아무것도 첨가되지 않은 플레인요거트를 선택한

지방 대사 키는 스위치온 다이어트

다. 플레인요거트는 칼슘이 풍부하고 상대적으로 탄수화물이 적어서 다이어트 중에도 먹을 수 있다.

　마지막으로 나의 팁을 알려주자면, 나는 신바이오틱스와 플레인요거트를 먹을 때 생양배추 한두 쪽을 곁들여 먹는다. 양배추를 살짝 데쳐 먹기도 하고 생으로 먹기도 하는데, 생으로 먹을 때 장내 유익균의 더 좋은 먹이가 된다.

나이 먹을수록
고기 먹어야 한다

"고기를 많이 드셔야 나잇살이 빠집니다."

나잇살로 고민하는 환자에게 이렇게 말하면 깜짝 놀란다.

"고기를 덜 먹어야 되는 거 아니고요? 고기 많이 먹으면 콜레스테롤 수치가 올라가고 대장암에 잘 걸린다고 하던데….."

체중감량을 하려는 사람들, 특히 40대 이상에게 고기를 먹으라고 하면 중성지방과 콜레스테롤 걱정을 한다. 그런데 중성지방은 기름기 많은 음식보다는 탄수화물의 상대적인 과잉 섭취가 더 크게 작용한다. 콜레스테롤은 고기의 지방에 있는 포화지방이 문제가 될 수 있다.

포화지방은 콜레스테롤 수치를 높이고 인슐린 저항성을 일으키며 염증을 악화시킨다. 하지만 건강한 사람은 포화지방을 어느 정

지방 대사 키우는 스위치온 다이어트

도 섭취해도 건강에 문제가 되지 않는다. 문제가 된다면 이미 뱃살이 있는 뚱뚱한 사람이나 당뇨병, 고지혈증 등의 대사질환이 있는 사람의 경우다. 이들은 포화지방 섭취량을 조절해야 한다. 하지만 이 말이 곧 고기를 먹지 말라는 의미는 아니다. 삼겹살 대신 비계가 적은 살코기를 먹으면 된다.

건강을 위해 육류 섭취를 줄이라고 조언하는 것은 고기가 몸에 나빠서가 아니다. 육류의 포화지방이 나쁘다는 뜻이다. 고기는 가급적 살코기 위주로 먹고 지방은 오메가3지방산이 풍부한 음식이나 코코넛오일, 올리브오일 같은 좋은 지방으로 섭취하면 상관없다.

고기를 많이 먹으면 건강에 좋지 않다는 생각으로 지나치게 채식 위주의 다이어트를 하면 근육이 함께 줄어든다. 남성보다는 여성이 단백질 섭취 부족에 따른 저근육 체형을 갖기 쉽다.

건강을 염려해서 고기를 피했다면 이제부터는 맘 편히 고기를 먹어도 좋다. 단, 비만하거나 대사질환이 있는 사람은 기름기가 상대적으로 적은 고기를 권한다. 내가 좋아하는 메뉴는 돼지고기 수육과 소고기 샤브샤브 요리다. 최근에는 돼지고기 샤브샤브의 담백한 맛에 꽂혀서 단골집을 자주 찾는다.

그런데 단백질을 꼭 육류로 섭취해야 할까? 두부도 괜찮지 않을까?

물론 콩이나 두부도 훌륭한 단백질 식품이다. 하지만 동물성단백질은 식물성단백질에 비해 우리 몸에 꼭 필요한 필수아미노산의 조성이 더 좋다. 또한 식물성단백질보다 소화도 잘되고 흡수율이 더 높기 때문에 단백질의 소화 흡수력이 떨어지기 시작하는 중년 이후에는 식물성단백질보다 동물성단백질이 더 유리하다(물론 두부는 콩에 비해 흡수율이 아주 높지만 일반적으로 그렇다는 얘기다).

동물성단백질 중에서 붉은 고기(소고기·돼지고기·양고기)보다는 흰 고기(닭고기·오리고기)를 선택하는 것이 상대적으로 포화지방 섭취를 줄일 수 있다. 생선과 해산물은 몸에 좋은 지방이 든 양질의 단백질 음식이어서 내가 가장 즐겨 먹는 음식이기도 하다.

지방 대사 커는 스위치온 다이어트

고기 많이 먹으면 대장암에 걸리지 않나요?

WHO 산하 국제암연구소의 조사결과에 따르면 한국인의 대장암 발병률은 세계 184개국 중 1위다. 서구식 식생활과 과다한 육류 섭취가 원인이라고 하는데, 정말 그것이 원인일까? 그렇다면 우리보다 고기를 더 많이 먹는 서양 사람들의 대장암 발병률은 왜 우리보다 낮을까?

한국인의 육류 섭취량이 해마다 늘어나는 것은 분명 대장암 발병요인 중 하나가 될 수 있다. 그러나 대장암을 일으키는 더 큰 위험인자는 바로 '술'이다. 아직 명확한 이유를 설명할 만한 연구결과가 없어서 조심스럽지만, 나는 우리나라 사람들의 고기 먹는 문화가 한몫 차지한다고 생각한다.

우리나라 사람들은 고기를 먹을 때 술을 곁들이는 경우가 많다. 특히 포화지방이 많은 삼겹살을 소주와 즐겨 먹는다. 대장암의 대표적인 위험인자인 술과 육류가 함께 들어오니 대장암 발병위험이 더 커질 수밖에 없다. 또 다른 이유로는 한 번에 먹는 고기 섭취량이 너무 많다는 점이다. 서양에서는 스테이크를 내 앞에 놓인 양만 먹고 말지만, 우리는 고깃집에 가서 1인당 2~3인분은 기본으로 먹는다. 특히 회식 자리에서는 서로 경쟁적으로 고기를 주문한다. 우리 몸이 한 번에 소화 흡수할 수 있는 단백질 섭취량은 한계가 있는데 전혀 신경 쓰지 않는다. 그 이상을 섭취하게 되면 미처 소화되지 못한 단백질이 그대로 대장으로 내려가 유해균에 의해 부패되어 유해물질이 발생한다. 마지막으로 고기를 숯불 등에 직접 구워 먹는 방식도 발암물질을 만드는데 한 요인으로 작용할 수 있다.

고기를 먹을 땐 가급적 음주량을 줄이고 먹는 양이 과하지 않도록 하며, 직화로 굽기보다는 프라이팬에 구워 먹는 게 어떨까? 조금 더 건강하게 고기 먹는 습관을 들이면 장 건강도 지킬 수 있다.

차라리
밥을 먹어라!

"전 케이크는 절대 못 끊어요. 밥을 안 먹는 대신 케이크를 반 조각만 먹으면 안 될까요? 밥을 먹는 것보다 칼로리는 훨씬 낮잖아요."

밥보다 케이크 반 조각의 칼로리가 더 낮은 건 맞다. 하지만 살을 빼고 싶다면 칼로리가 높더라도 케이크보단 밥을 먹는 게 낫다.

탄수화물을 적게 먹어야 살이 안 찐다고 지금까지 설파해놓고 뜬금없이 밥을 먹으라니, 뭔가 잘못된 거 아니냐고 생각할 수 있다.

살을 빼려면 탄수화물을 줄여야 하는 건 이제 상식이 되었다. 그런데 많은 사람이 탄수화물을 줄이라고 하면 밥부터 줄일 생각을 한다. 먼 옛날 농사짓던 우리 선조들처럼 고봉밥을 먹고 있는 것도 아닌데 말이다. 그러면서 밥 대신 건강에 좋고 다이어트에 도움이 된다며 과일과 고구마로 끼니를 때운다. 과일도 탄수화물이라고

지방 대사 거는 스위치온 다이어트

설명해주면 "과일이 탄수화물이었어요?" 하며 깜짝 놀란다.

이런 사람들에겐 차라리 밥을 먹기를 권한다. 단, '밥 조금, 반찬 많이'! 이처럼 한 끼 식사 형태로 먹어야 여러 가지 식품에서 다양한 영양소를 섭취할 수 있다.

한 끼를 과일과 고구마로 때웠다면 거의 탄수화물 위주로 식사를 끝낸 셈이다. 생각 없이 먹은 국수나 라면도 김치 하나면 끝이니 단백질 반찬을 섭취할 기회가 없다. 탄수화물을 줄이겠다고 밥을 안 먹는 식사가 오히려 살을 찌우게 되는 아이러니가 생긴다.

"어떻게 먹어야 살이 찌지 않을까요?"

이와 같은 질문에 나의 대답은 늘 같다.

"가급적 밥을 드세요. 대신 밥은 반 공기를 넘지 않게, 좋은 지방과 양질의 단백질 반찬은 많이, 채소 반찬은 제한 없이!"

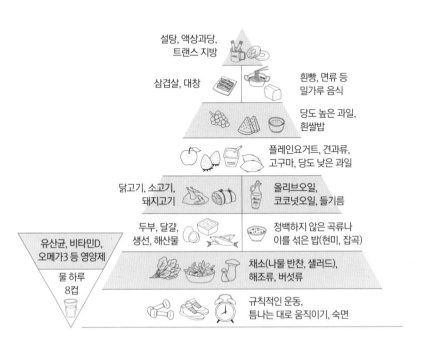

설탕, 액상과당, 트랜스 지방

삼겹살, 대창

흰빵, 면류 등 밀가루 음식

당도 높은 과일, 흰쌀밥

플레인요거트, 견과류, 고구마, 당도 낮은 과일

닭고기, 소고기, 돼지고기

올리브오일, 코코넛오일, 들기름

두부, 달걀, 생선, 해산물

정백하지 않은 곡류나 이를 섞은 밥(현미, 잡곡)

채소(나물 반찬, 샐러드), 해조류, 버섯류

규칙적인 운동, 틈나는 대로 움직이기, 숙면

유산균, 비타민D, 오메가3 등 영양제

물 하루 8컵

박용우의 건강다이어트 피라미드

건강한 다이어트를 원한다면 규칙적인 운동과 숙면, 스트레스 조절이 가장 기본이다.
그 위에 내 몸의 조절기능을 되살리는 유익한 식품을 잘 섭취해야 한다.

지방 대신 키우는 스위치온 다이어트

과일은
건강식?

채소와 과일은 건강에 좋은 식품이다. 누구나 다 알고 있는 얘기다. 하지만 나는 이제 당연해 보이는 이 명제를 바꿔보려 한다.

"채소와 과일을 분리하라!"

채소는 식이섬유, 비타민, 미네랄이 풍부하면서도 칼로리 밀도가 낮아 체중관리를 하는 사람에게 더없이 좋은 식품이다. '파이토케미컬(Phytochemical)'이라 불리는 식물영양소들은 항산화, 항염증 작용이 있어 몸속 염증을 없애는 데에도 효과가 있다. 물론 과일도 식이섬유, 비타민, 미네랄, 파이토케미컬이 풍부하다. 하지만 과일은 당분 함량이 높고, 곡류와 달리 과당도 많이 들어 있다. 건강한 사람에게는 건강식품이 맞지만 인슐린 저항성과 렙틴 저항성이 생긴 뚱뚱한 사람에게는 독이 될 수 있다. 그래서 스위치온 다이어트에서는 과일을 제한한다.

탄수화물 중독에 빠져 케이크나 과자를 찾는 사람에게는 과일의 단맛이 대안이 될 수 있다. 하지만 과일은 건강에 좋다는 생각 때문에 단맛이 당길 때마다 먹으면 지방간과 인슐린 저항성이 생길 수 있다. 포도당은 섭취한 양만큼 그대로 혈액으로 나오지만, 과일에 들어 있는 과당은 간에서 대사과정을 거쳐 혈액으로 나오는 양이 조절된다. 그래서 인슐린을 덜 자극한다. 하지만 설탕이나 액상과당의 형태로 알게 모르게 과당을 많이 섭취하는 현대인이 과일로 과당을 더 섭취하게 되면 간에 무리가 간다. 그래서 간이 과당을 포도당으로 바꿔 혈액으로 내보내지 못하고 중성지방으로 만들어버린다. 이 상태가 지속되면 지방간이 될 수 있고, 결국 인슐린 저항성으로 이어진다.

더 심한 경우는 과일을 주스로 갈아 마시는 것이다. 해독주스가 건강에 좋다고 해서 각종 채소와 과일을 믹서로 갈아 아침저녁으로 마시는 사람들이 많다. 채소만 갈아 마시면 좋을 텐데 채소로만 주스를 만들면 맛이 없다. 사과나 바나나를 넣어야 단맛이 나서 먹기 좋다. 단맛을 좋아하는 사람들은 채소보다 과일을 더 많이 넣어 주스를 만들기도 한다. 그러면서도 과일채소주스가 몸에 좋을 거라 생각한다. 과연 그 주스가 정말 몸에 좋을까?

과일을 갈아 마시면 그냥 씹어 먹을 때보다 혈당이 더 빠르게 올

지방 대사 키우는 스위치온 다이어트

라가고 과당 흡수도 더 잘된다. 살을 빼려고 해독주스를 만들어 마시는 거라면 과일을 적게 넣어야 한다. 해독주스는 과일을 먹기 위해서가 아니라 채소를 먹기 위해서다. 과일을 많이 넣지 않은 채소주스가 먹기 거북하다면, 채소는 샐러드 형태로 먹고 과일 대신 단백질이 들어 있는 무가당 두유나 우유를 마시는 게 낫다.

나는 아침에 신선한 과일주스 대신 단백질셰이크를 두유에 타서 마신다. 아침에 단백질을 많이 섭취할수록 점심식사의 양이 줄고, 남은 시간에 탄수화물을 폭식할 위험이 낮기 때문이다.

과일을 절대 먹지 말라는 건 아니다. 건강한 사람은 건강을 유지하기 위해 적당량의 과일을 먹으면 된다. 그러나 체중관리를 해야 하는 사람, 특히 뱃살이 있는 사람은 살이 안 찔 거라고 생각해 과일을 맘 편히 먹으면 안 된다.

과일은 공복에 간식으로 먹지 말고 식후에 디저트로 먹는다. 식후에 먹을 때 혈당이 빠르게 올라가지 않아서 더 좋을 수 있다. 물론 디저트로 과일을 먹겠다면 밥의 양은 평소보다 조금 줄여야 한다. 아니면 과일을 먹은 후 가볍게 산책을 하는 등 몸을 움직여 혈당이 빠르게 올라가는 걸 막아야 한다.

좋은 지방을
챙겨 먹기

지방은 칼로리가 높다. 그래서 과거에는 저칼로리 다이어트가 저지방 식단을 의미했다. 지방 함량을 줄여야 섭취에너지를 낮출 수 있어서다.

최근에는 지방에 대한 개념이 달라지고 있다. 일부에서는 지방을 더 많이 먹어야 살이 빠진다고 주장한다. 2016년 가을에는 저탄수화물 고지방 다이어트가 방송을 타면서 마트에서 버터가 동이 나는 등 한바탕 홍역을 치르기도 했다.

그렇다면 체중 조절을 위해 지방을 먹어야 할까 말아야 할까?

결론부터 말하면 '유익한' 지방을 먹으면 체중감량에 도움이 된다. 하지만 '해로운' 지방을 먹으면 익히 알려진 대로 비만과 심혈관계질환에 좋지 않다.

기본적으로 지방 섭취가 많으면 체중 조절을 하기가 어렵다. 에너지 밸런스를 (-)로 유지하기 힘들기 때문이다. 그렇다고 지방이 비만의 주범은 아니다. 미국은 지방을 비만의 주범으로 보고 지방 섭취를 줄이는 운동을 대대적으로 벌였지만 비만인구는 30년 동안 2배로 늘었다. 연구결과를 보더라도 지방이 총 에너지섭취량의 18~40% 내에 있을 때는 체지방 축적에 큰 차이를 보이지 않는다.

사실 음식 섭취에서 지방은 중요하다. 기름기 없는 퍽퍽한 음식만 계속 먹어야 하는 다이어트는 며칠 못 가 포기하게 된다. 또한 지방은 다른 영양소에 비해 위장관에서 체류하는 시간이 길고 소화가 늦다. 이로써 포만감을 느끼게 하고 식욕 억제 호르몬의 분비를 자극하여 뇌에게 위장이 찼다는 신호를 보낸다. 배부름을 느껴 자연스럽게 밥숟가락을 놓게 한다.

지방 섭취에서 가장 중요한 문제는, 어떤 지방이 '좋은' 지방이고, 어떤 지방이 '나쁜' 지방인지를 구분하는 것이다. 좋은 지방인 불포화지방의 대표주자는 오메가3지방산이다. 등푸른 생선이나 연어처럼 지방질이 풍부한 생선류, 견과류, 씨앗류에 풍부하게 들어 있다. 나쁜 지방인 포화지방은 대부분 육류에 들어 있다.

포화지방과 불포화지방은 단위 무게당 칼로리가 동일하지만 몸속에 들어오면 다른 길을 밟는다. 포화지방은 세포막의 건강을 해쳐 호르몬이나 화학물질의 신호를 제대로 받아들이지 못하게 한다. 여기에 설탕이나 정제탄수화물의 과다 섭취로 인슐린 분비량이 많아지면 인슐린 저항성이 더 쉽게 생긴다. 결국 지방 대사가 잘 이루어지지 않고 체중은 계속 증가하는 악순환이 발생한다.

반면, 불포화지방은 세포막을 건강하게 하여 인슐린 등의 호르몬이 주는 신호를 잘 받아들이고 지방 대사를 원활하게 만들어 체중감량에 유리한 조건을 형성한다. 그러니 좋은 지방이라면 칼로리 겁내지 말고 먹는 게 좋다.

포화지방산 중에서 중간사슬지방산은 구조가 단순해 곧바로 간으로 들어가 대사가 되므로 체지방으로 축적되기 어렵다. 흡수가 빨라서 다른 음식물과 함께 먹으면 영양분 흡수를 돕고 신진대사를 높여준다. 중간사슬지방산을 먹으면 지방 대사가 합성 모드에서 분해 모드로 바뀌고 지방 합성이 억제되어 체중 조절에 도움이 된다. 또한 포만감을 높여 다음 식사에서 섭취량을 줄이는 효과도 있다. 코코넛오일과 같은 포화지방은 체중 조절과 건강에 도움이 된다.

지방 섭취를 줄이면 단맛을 찾게 된다

다이어트가 일상이 된 여성 가운데에는 '지방'이라면 무조건 안 사고 안 먹는 경우가 적지 않다. 유제품을 살 때도 '저지방'만 선택

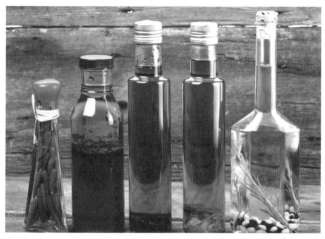

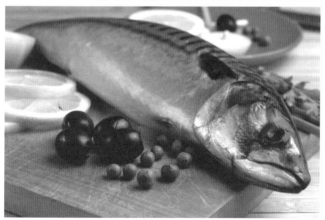

좋은 지방의 대표주자는 오메가3지방산이다.
등푸른 생선이나 연어처럼 지방질이 풍부한 생선류,
견과류, 씨앗류에 풍부하게 들어 있다.

하고, 샐러드나 과일, 단호박, 국수 등 지방이 적은 음식 위주로 먹는다. 이렇게 하면 지방 섭취는 줄지 모르지만 다른 문제가 발생한다. 바로 탄수화물의 과다 섭취다.

지방 섭취를 줄이면 '기름진' 음식에 익숙했던 입맛이 이를 대신해 '단맛'을 더 찾게 된다. 결국 지방 섭취량을 줄일수록 당질, 특히 설탕 같은 단순당 섭취가 늘기 때문에 살이 찔 가능성이 커진다. 또한 지방이 들어 있는 음식은 입안에서 사르르 녹는다. 제품안에 지방을 줄이면 '그 맛'도 줄게 된다. 그래서 저지방 제품에는 맛을 좋게 하려고 당을 첨가하는 경우가 흔하다. 최근에는 굳이 저지방 유제품을 먹을 이유가 없다는 내용의 보고서가 발표되고 있다. 비만을 유발하는 주원인은 지방이 아니라 탄수화물과 당분이라는 이유에서다. 이외에도 지방을 피하려다 보면 생선이나 육류를 줄이는 과정에서 단백질 섭취도 줄어들게 되는데, 다이어트 중대사를 높이기 위해 가장 신경 써서 섭취해야 하는 영양소를 놓치게 되는 셈이니 좋은 방법은 아니다.

나도 예전에는 환자들에게 단백질 섭취 시 주의사항으로 육류의 기름을 제거하고 살코기만 먹기를 조언했다. 하지만 요즘에는 양념을 하지 않고 비계가 지나치게 많지 않다면 굳이 살코기만 골라 먹을 필요는 없다고 말한다. 비계나 껍질을 바르기보다는 숯불에 굽지 말고 프라이팬에 구워 먹기를 더 권한다.

포화지방이 더 나쁠까? 설탕이 더 나쁠까?

술을 마시면서 고기 비계를 떼어내고 먹거나 냉면을 먹을 때 달걀노른자를 빼고 먹는 사람을 종종 본다. 비계나 달걀노른자에는 포화지방이 많다고 생각해서다. 그러면 술은 괜찮고 비계는 나쁜 걸까?

우리나라 사람들의 지방 공급원 1위가 돼지고기니까 돼지비계의 성분부터 살펴보자. 돼지비계는 불포화지방이 57%를 차지한다. 그 불포화지방의 대부분도 올리브오일의 주성분인 올레인산이다. 식물성기름에 비해 동물성지방에 포화지방이 더 많은 건 사실이다. 그렇다면 포화지방은 나쁜 지방일까? 그래서 고기 비계는 떼어내고 먹어야 할까?

미국심장협회(American Heart Association)의 가이드라인을 보면 지방을 총 섭취에너지의 20~35%로 섭취하도록 권고하고 있다. 그리고 포화지방은 총 섭취에너지의 5~6%를 섭취하라고 한다. 과거에 10% 미만으로 섭취하라는 권고보다 더 강력해졌다. 계산해보면 포화지방을 하루 13g 정도 섭취하라는 건데 나 같은 전문가조차 어떻게 먹어야 할지 감이 오지 않는다. 그렇다면 왜 포화지방은 이렇게 천덕꾸러기 신세가 되었을까?

암을 제외하고 현대인의 건강을 위협하는 질병은 혈관질환이다. 심혈관질환과 뇌혈관질환, 다시 말해 심근경색과 중풍이 사망 원인의 1, 2위를 다투고 있다. 혈관질환의 위험인자 중에는 혈중 콜레스테롤 수치가 높은 고지혈증이 있다. 포화지방 섭취가 많을수록 콜레스테롤 수치가 증가하고 불포화지방 섭취가 많을수록 콜레스테롤 수치가 떨어진다. 포화지방은 콜레스테롤 수치를 높이고, 콜레스테롤은 심장질환의 주요 위험요인이니 당연히 포화지방 섭취를 줄여야 한다는 결론에 이르게 된다.

미국에서는 1978년부터 국가 시책으로 지방 섭취 줄이기에 돌입해서 총 지방 섭취량을 40%에서 30% 수준으로 줄였다. 결과는 어떻게 되었을까? 심장질환은 전혀 줄지 않았으며 오히려 비만과 당뇨병이 큰 폭으로 증가했다. 지방이 줄어든 자리를 탄수화물, 그것도 설탕을 포함한 정제가공 탄수화물이 차지했기 때문이다.

주류의학은 아직도 포화지방을 심장질환의 발병 위험을 높이는 위험인자로 보고 있지만, 나는 탄수화물의 상대적인 과잉 섭취가 더 큰 위험인자라고 생각한다. 연구결과들을 보면 평소 식사에서 포화지방을 줄이고 그 자리에 불포화지방을 대체했을 때 심장질환 발병위험이 뚝 떨어진다. 하지만 포화지방을 줄인 자리에 정제탄수화물이 자리를 차지하면 심장질환 발병 위험은 오히려 증가한다. 포화지방을 껄렁껄렁한 동네 불량배로 보고 쫓아내려 했더니 그 빈자리에 조폭들(정제탄수화물)이 자리를 차지해버린 격이다.

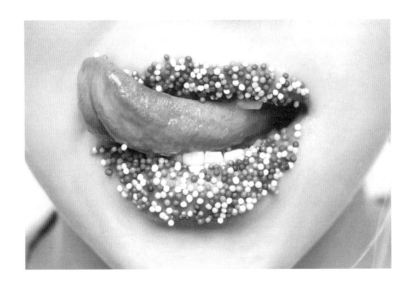

다이어트 콜라보다
저지방 우유

아직도 칼로리를 다이어트의 금과옥조로 여기는 사람이 많다. 그래서 음식의 영양과 종류보다는 칼로리를 먼저 따져서 이것저것 가려 먹는다.

평소 콜라를 즐겨 먹지 않던 사람도 다이어트를 시작하면 주스나 커피 음료보다 왠지 제로 칼로리 콜라를 마셔야 할 것 같은 기분이 든다. 햄버거나 피자를 먹을 때도 다이어트 콜라를 마시면 칼로리 섭취를 줄였다고 안심이 된다. 하지만 다 부질없는 짓이다.

미국 텍사스대학교에서 6개월 동안 다이어트 음료를 마시는 사람들과 일반 탄산음료를 마시는 사람들을 대상으로 실험을 했다. 6개월 후 어느 쪽 사람들의 허리 사이즈가 더 많이 늘었을까? 놀랍게도 다이어트 음료 쪽이었다. 허리 사이즈가 평균 70%가량 늘어났다.

'다이어트 음료'라고 해도 맛이 없으면 누가 마시겠는가? 제로 칼로리 콜라라고 해도 맛은 일반 콜라와 비슷하다. 칼로리가 다른데 맛이 비슷하다니, 어떻게 그럴 수 있을까? 비밀은 합성감미료에 있다. 합성감미료는 설탕에 비해 아주 적은 양으로도 수백 배 단맛을 낼 수 있다. 그래서 칼로리가 거의 증가하지 않으면서도 단맛은 그대로 유지된다.

제로 칼로리 콜라는 칼로리가 없는데 왜 살이 찌는 것일까?

우리 몸은 진짜 당분이 들어오는 줄 알고 기대했는데, 실제로는 '공갈빵' 같은 합성감미료가 들어오니까 부족함을 느껴 계속 당분을 찾게 된다. 결국 단맛에 대한 욕구가 점점 늘어서 살이 찌는 원인이 된다.

달지 않은 탄산음료도 다이어트 안전 식품은 아니다. 탄산음료의 톡 쏘는 상쾌한 맛을 만드는 '인산' 때문이다. 인산은 탄산음료뿐 아니라 가공식품에 두루 쓰이는 합성첨가물로, 가공식품의 맛을 좋게 하고 세균과 곰팡이를 방지해 보존기간을 늘려주는 역할을 한다. 문제는 인산이 칼슘의 흡수를 방해할 뿐 아니라 소변으로 칼슘 배설을 촉진한다는 데 있다. 콜라 같은 탄산음료가 치아 건강에 해롭다고 하는 것도 이 때문이다.

우리 몸은 칼로리에 따라서만 움직이지 않는다. 같은 칼로리의 음식이라도 몸속에 들어오면 다른 소화 흡수 과정을 거치기 때문에 체내에 축적되는 에너지에 차이가 난다. 우리 몸의 복잡한 생리적, 생화학적 반응을 이해하지 못한다면 지방을 줄이지 못한다.

따라서 칼로리만 따져서 음식을 선택할 게 아니라, 어떤 음식이 내 몸에 들어와 대사의 효율성을 높일 수 있는지 따져봐야 한다. 그런 의미에서 0kcal 콜라보다는 90kcal 저지방 우유가 훨씬 현명한 선택이다. 칼로리는 없지만 단맛 중독을 불러오고 체내 미네랄 결핍을 유도할 수 있는 다이어트 콜라보다는 90kcal라도 대사를 높일 수 있는 단백질과 다양한 미량영양소를 공급해주는 우유가 체중감량에 훨씬 효과적이다.

국밥 대신 덮밥

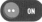

국밥이나 찌개 등의 국물 음식은 우리나라 사람들이 가장 좋아하는 음식 중 하나다. 한여름에도 '뜨거운' 국물을 마셔야 '시원'하고, 술을 마신 다음 날도 얼큰한 국물을 먹어야 속이 풀린다. 국물에 밥 한 그릇 말아 먹으면 별다른 반찬이 없어도 후루룩 잘 넘어가고, 남은 국물까지 다 마시고 나면 그 어떤 음식을 먹었을 때보다도 포만감이 느껴진다.

그런데, 그래서 문제다. 별 다른 반찬이 필요 없고, 국물까지 다 마시게 되는 점! 탄수화물 위주의 식사를 하게 되고 나트륨 섭취가 너무 많아진다.

최근 복지부가 국민건강영양조사 자료를 토대로 발표한 나트륨과 비만과의 연관성을 살펴보면 나트륨 섭취가 많을수록 비만해지

지방 대사 켜는 스위치온 다이어트

는 것으로 나타났다. 실제로 음식을 짜게 만들면 더 많이 먹는 경향이 있다. 간장게장이 '밥도둑'으로 불리는 이유도 마찬가지다. 맛도 있지만 짜서 밥을 많이 먹게 된다.

짠맛은 단맛처럼 뇌의 쾌감중추를 자극하기 때문에 중독성이 있다. 짜고 맵고 기름진 자극적인 음식을 먹으면 과식하기 쉬운데, 설탕과 소금, 지방을 적절하게 조합하면 뇌의 쾌감중추가 강렬하게 자극을 받기 때문이다. 짠맛도 단맛처럼 미각을 점점 둔감하게 만들어 더 자극적인 맛을 찾게 만든다. 그래서 한 번 짠맛에 길들여지면 고치기 쉽지 않다.

나트륨은 체내 칼슘을 배출시키는 역할을 한다. 칼슘은 뼈와 치아 건강에 필수적인 영양소로, 이외에도 식욕 조절, 지방 연소 등 다이어트에서 중요한 역할을 한다. 실제로 미국에서 행해진 연구를 보면 비만한 사람들이 칼슘 섭취량을 늘리자 체중이 감소한 것으로 나타났다.

그런데 칼슘은 체내 흡수율이 낮은 대표적인 영양소다. 체내 흡수율이 30% 정도이기 때문에 의식적으로 많이 먹는다고 해도 체내로 흡수되는 양이 많지 않다. 그런데 음식까지 짜게 먹으면 어떻게 되겠는가? 나트륨이 어렵게 흡수된 체내 칼슘을 소변으로 배출시켜버린다. 또한 짜게 먹으면 물을 많이 먹게 되고 몸이 붓는데 이처럼 체내 수분 보유량이 많아지면 지방 대사에도 나쁜 영향을 미친다.

세계보건기구의 나트륨 하루섭취권장량은 2g(소금 5g)인데 우리는 권장량의 2배가 훨씬 넘는 양을 섭취하고 있다. 국과 찌개를 좋아하는 식습관이 가장 큰 원인으로 꼽힌다. 짬뽕 한 그릇만 먹어도 4g의 나트륨을 먹게 된다. 한 끼에 하루섭취권장량의 2배를 먹는 셈이다.

한식은 다양한 영양소를 섭취할 수 있는 건강식이지만 국물은 주의해야 한다. 국이나 찌개를 먹을 때는 숟가락 없이 젓가락으로만 먹는다고 생각해야 한다. 나 역시 체중 조절 중에 외식을 할 때면 샤브샤브를 즐겨 먹는데, 채소와 고기를 익혀서 젓가락으로만 먹는다. 국물은 먹지 않는다.

물론 푹 끓인 고기 국물에는 콜라겐과 아미노산 등 영양소가 풍부하므로 뱃살을 빼야 하는 사람이 아니라면 먹어도 문제가 되지 않는다. 소금을 최소한으로 넣고, 매일 먹지만 않는다면 말이다.

장바구니에
비싼 것을 담아라

마트에서 장을 볼 때면 카트를 끌고 가는 사람의 체형만 봐도 그 사람이 카트에 어떤 식재료들을 채워 넣었을지 나름 예상이 된다.

여러분은 계산대 위에 어떤 물건들을 올려놓는가?

1+1의 행사 상품? 아니면 번들 상품? 과자? 음료수? 라면?

마트에서 싸고 양이 많은 식품을 잔뜩 사면 굉장히 경제적인 쇼핑을 한 것 같아 마음이 흡족하다. 하지만 싸고 양이 많은 가공식품은 장을 볼 때 가장 피해야 할 1순위다.

저렴한 가공식품이나 과자는 주성분이 당질이거나 질이 좋지 않은 기름을 사용해 만든다. 또한 저렴한 재료로 입맛 당기는 맛을 내기 위해 당질과 나트륨, 지방, 다양한 화학첨가물 등을 사용한다. 이런 식품이 몸에 좋을 리 없다. 가격보다 중요한 것은 영양소가 충분히 들어 있는 신선한 양질의 식재료다.

그런데 이렇게 말하면 대부분 비슷한 대답을 한다.

"그럼 식비가 너무 많이 들어요."

그렇다면 방법이 있다. 과자나 음료수, 라면, 냉동만두, 냉동피자, 빵, 케이크, 반조리 식품 등 먹지 않아도 되는 식품에 들이는 돈을 줄이는 것이다. 하루 세끼 밥과 반찬으로 건강한 식사를 한다면 굳이 먹을 필요가 없는 식품들이다. 쓸데없이 습관적으로 먹게 되는 간식비와 야식비만 줄여도 1등급 식재료를 살 수 있다.

가공식품 속 화학물질을 조심해야 한다

무엇보다 비싸고 좋은 식품과 식재료를 사야 하는 이유는 대사를 높이기 위해서다. 대사를 높이려면 이를 방해하는 유해물질을 피해야 하는데, 잘 관리된 비싼 제품에 상대적으로 유해물질이 덜 들어 있다.

최근 비만의 원인으로 주목받고 있는 것이 합성화학물질이다. 환경호르몬과 같은 화학물질은 세트포인트를 올리는 중요 요인이다. 화학물질이 체내에 들어오면 호르몬 분비 능력을 떨어뜨리고 호르몬의 작동 능력을 교란시키기도 한다. 더 심각한 문제는 그런 유해한 화학물질에 우리가 언제 어떻게 노출되는지 모른 채 살고

지방 대사 키우는 스위치온 다이어트

있다는 것이다. 화학물질은 일단 몸속에 들어오면 쉽게 밖으로 배출되지 못하고 지방조직에 쌓인다. 지방조직에 축적된 이러한 독소들은 체중감량 과정 중에 문제가 될 수 있다. 다이어트로 지방이 분해되어 빠져나가면 배출되지 못한 독소들이 혈관으로 쏟아져 나와 건강상 문제를 일으킨다.

가공식품에는 가공과정에서 수많은 화학물질들이 첨가된다. 따라서 내 몸을 생각한다면 가공식품을 최대한 적게 먹는 게 좋다. 식재료를 살 때도 되도록 국내에서 유기농법으로 재배된 과일이나 채소를 고르고, 그렇지 않다면 농약이 남지 않게 잘 씻어 먹는 것이 중요하다. 브로콜리는 물로 씻어도 농약이 쉽게 씻겨나가지 않으므로 주의하고, 시금치나 샐러리도 살충제 노출 위험이 큰 채소이니 신경 써서 세척한다. 사실 이런 종류만이라도 유기농법으로 재배된 것을 고르는 게 좋다.

화학물질이라고 하면 가공식품이나 농작물을 떠올리지만 육류도 주의해야 한다. 가축을 사육할 때 항생제와 성장촉진용 첨가물이 사용되는데, 이런 화학물질들이 육류의 지방 부위에 축적될 수 있다. 삼겹살은 칼로리도 문제지만 지방에 유해물질이 축적되어 있을 가능성이 높으므로 되도록 먹지 않는 것이 좋다. 육류 역시 유기농 방식으로 생산된 고기를 고르고, 가공햄 같은 포장육에는 다양한 화학첨가물이 들어 있으니 가급적 자제한다.

참고문헌

1 Hatori M, Vollmers C, Zarrinpar A, DiTacchio L, Bushong EA, Gill S, Leblanc M, Chaix A, Joens M, Fitzpatrick JA, Ellisman MH, Panda S. Time-Restricted Feeding without Reducing Caloric Intake Prevents Metabolic Diseases in Mice Fed a High-Fat Diet. Cell Metabolism 2012;15(6): 840-860.

2 Chaix A, Zarrinpar A, Miu P, Panda S. Time-Restricted Feeding Is a Preventative and Therapeutic Intervention against Diverse Nutritional Challenges. Journal of Cell Metabolism 2014; 20(6): 991-1005.

3 Markova M. et al. Isocaloric diets high in animal or plant protein reduce liver fat and inflammation in individuals with type 2 diabetes. 2017; 152(3):571-85.

4 《간헐적 단식법》(토네이도), 마이클모슬리, 미미스펜서 지음

5 Klein S1, Sakurai Y, Romijn JA, Carroll RM.. Progressive alterations in lipid and glucose metabolism during short-term fasting in young adult men. Am J Physiol. 1993 Nov;265(5 Pt 1):E801-6.

6 Effects of fasting on insulin action and glucose kinetics in lean and obese men and women. Am. J. Physiol. Endocrinol. Metab. 2007 293: E1103-E1111

7 G. F. Cahill, Jr. President's address. Starvation. Trans Am Clin Climatol Assoc. 1983; 94: 1–21.

8 Nedeltcheva AV, Kilkus JM, Imperial J, Schoeller DA, Penev PD.Insufficient sleep undermines dietary efforts to reduce adiposity. Ann Intern Med. 2010;153(7):435-41.

9 Spiegel K1, Tasali E, Penev P, Van Cauter E. Brief communication: Sleep curtailment in healthy young men is associated with decreased leptin levels, elevated ghrelin levels, and increased hunger and appetite.

Ann Intern Med. 2004 Dec 7;141(11):846-50.

10 Gillen JB, Little JP, Punthakee Z, Tarnopolsky MA, Riddell MC, Gibala MJ. Acute high-intensity interval exercise reduces the postprandial glucose response and prevalence of hyperglycaemia in patients with type 2 diabetes.Diabetes Obes Metab. 2012 Jun;14(6):575-7

11 Fedor D, Kelley DS. Prevention of insulin resistance by n-3 polyunsaturated fatty acids. Current Opinion in Clinical Nutrition & Metabolic Care. 2009;12(2);138–146.

12 KimJH, Lee SJ. Effect of zinc supplementation on insulin resistance and metabolic risk factors in obese Korean women. Nutr Res Pract. 2012 Jun; 6(3): 221–225.

13 Nachtigal MC, Patterson RE, Stratton KL, Adams LA, Shattuck AL, White E. Dietary supplements and weight control in a middle-age population. J Altern Complement Med 2005; 11: 909–915.

14 Li Y1, Wang C, Zhu K, Feng RN, Sun CH. Effects of multivitamin and mineral supplementation on adiposity, energy expenditure and lipid profiles in obese Chinese women.Int J Obes (Lond). 2010 Jun;34(6):1070-7.

지방 대사 켜는
스위치온
다이어트

초판 1쇄 발행 2018년 3월 25일
초판 28쇄 발행 2024년 3월 5일

–

지은이 박용우
펴낸이 장재순

–

펴낸곳 루미너스
주소 경기도 고양시 덕양구 덕수천2로 150(동산동)
전화 02-6084-0718
팩스 02-6499-0718
이메일 lumibooks@naver.com
블로그 blog.naver.com/lumibooks | **포스트** post.naver.com/lumibooks
출판등록 2016년 11월 23일 제2016-000332호

–

디자인 ALL design group
일러스트 문수민
인쇄 ㈜상식문화

–

ⓒ 박용우, 2018

ISBN 979-11-963347-0-3   13510

이 도서의 국립중앙도서관 출판예정도서목록(CIP)은 서지정보유통지원시스템 홈페이지(http://seoji.nl.go.kr)와
국가자료공동목록시스템(http://www.nl.go.kr/kolisnet)에서 이용하실 수 있습니다.(CIP제어번호: CIP2018007527)